農家が教えたい

おいしくて体にいい
選び方&食べ方

世界一使える野菜の教科書

しん｜野菜を育むプロ
東京慈恵会医科大学附属病院栄養部 監修

KADOKAWA

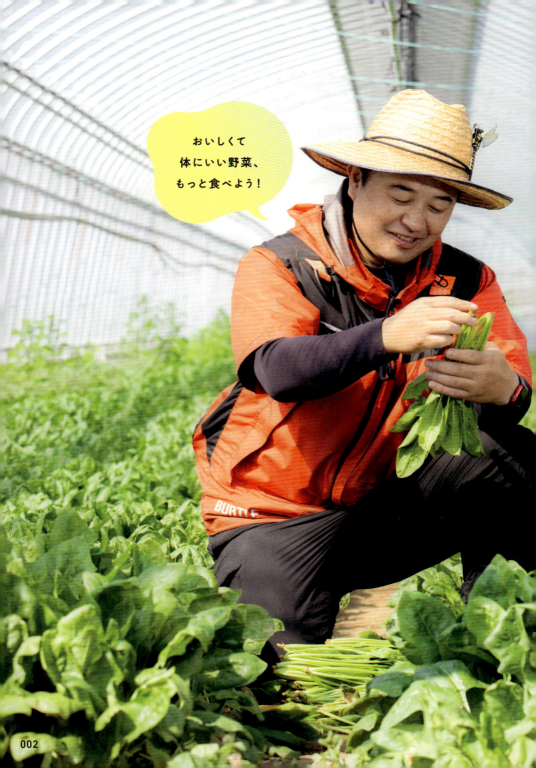

まえがき

　はじめまして。しん｜野菜を育むプロこと高橋伸悟といいます。東京で10年ほどIT企業を経営した後、父親の代から始まった「(有)高橋農園」に参加して早10年、野菜づくりに勤しむ日々です。
　「野菜を、もっとたくさん、おいしく食べてほしい！」という思いから本書は生まれました。もとは採用のために始めたX（旧Twitter）では、野菜の選び方や扱い方、我が家で食べている野菜料理を発信し、びっくりするほど多くの反応をいただいています。

「野菜の鮮度を見極めるコツは？」
「どうしたら野菜を、おいしくたくさん食べられる？」
「加熱すると野菜の栄養はなくなっちゃうの？」
「いつも野菜をダメにしちゃう……。保存法が悪いのかな？」
「体の不調を改善できる野菜ってあるの？」

　この本では、そんな野菜にまつわる疑問にお答えします。
　農家として日々野菜について考え、誰よりも身近に野菜と向き合ってきた経験を詰め込みました。
　なお、主に野菜の栄養面については東京慈恵会医科大学附属病院栄養部の濱裕宣先生に監修していただきました。この場を借りてお礼申し上げます。

もくじ

- まえがき 003

序章 農家が教えたい！野菜の取扱説明書

- 旬の野菜、食べてますか？ 006
- 野菜の扱い方と保存法の基本ルール 008
- 野菜を長持ちさせる保存場所 010
- 本書の使い方 012
- 「この時季、どの野菜がおいしい？」がひと目でわかる！野菜の旬マップ 014
- 「この栄養素に期待できる効果」を確認！野菜の栄養図鑑 016

第1部 今日はどの野菜を食べようか？ 農家だから知っている！おいしい野菜の選び方・扱い方・食べ方

- アスパラガス 020
- たけのこ 022
- にら 024
- 玉ねぎ 026
- かぶ 028
- しいたけ 030
- パセリ 032
- らっきょう 033
- レタス 034
- そら豆 036
- にんじん 038
- ズッキーニ 040
- じゃがいも 042
- さやえんどう 045
- きゅうり 046
- つるむらさき 048
- モロヘイヤ 049
- なす 050
- とうもろこし 052
- ピーマン／パプリカ 054
- トマト 056
- ゴーヤ 058
- えだ豆 060
- オクラ 062
- かぼちゃ 064
- にんにく 066
- しょうが 067
- きくらげ 068
- みょうが 069

- しそ ……… 070
- しめじ ……… 071
- まいたけ ……… 072
- なめこ ……… 073
- さつまいも ……… 074
- 里いも ……… 076
- チンゲンサイ ……… 078
- キャベツ ……… 080
- 紫キャベツ ……… 082
- れんこん ……… 083
- 長ねぎ ……… 084
- ごぼう ……… 086
- 長いも ……… 088
- 白菜 ……… 090
- ほうれん草 ……… 092
- 水菜 ……… 094
- 春菊 ……… 096
- セロリ ……… 098
- 大根 ……… 100
- ブロッコリー／カリフラワー ……… 102
- 小松菜 ……… 104

監修者コラム　知っておきたい「野菜の栄養」の大事な話 ……… 106

第2部

こんなとき、どんな野菜を食べたらいい？

症状別でわかる！おいしくて体にいい野菜の活用法

- 疲労 ……… 108
- 便秘 ……… 110
- 胃腸の不調 ……… 112
- 肌荒れ ……… 114
- むくみ ……… 116
- 二日酔い ……… 118
- 疲れ目 ……… 120
- 免疫低下 ……… 122
- 冷え性 ……… 124
- 肩こり ……… 126
- ストレス ……… 128
- 肥満 ……… 130
- 骨の弱化 ……… 132
- ドロドロ血液 ……… 134
- 貧血 ……… 136
- 老化 ……… 138
- 不眠 ……… 140
- もの忘れ ……… 142

- あとがきにかえて　健康づくりは少しの「意識の変化」から ……… 143

序章 農家が教えたい！野菜の取扱説明書

旬の野菜、食べてますか？

　今、たいていの野菜は季節を選ばず栽培できます。スーパーでも、冬は「きゅうり」が買えないなんてことも、夏は「大根」が買えないなんてこともありません。
　では、もう野菜の「旬」はないも同然なのでしょうか？
　いいえ、違います。野菜にはそれぞれ「生育に適した気候条件」があり、暑さにさらされて水分や栄養を蓄える野菜もあれば、寒さにさらされて水分や栄養を蓄える野菜もあります。いくら、たいていの野菜は季節を選ばず栽培できるようになったといっても、この自然の摂理は消滅しません。
「旬の野菜」とはつまり、「もっとも生育に適した気候条件下で育った野菜」ということ。だから、暑さを好むきゅうりが一番おいしくなるのは「夏」ですし、寒さに強い大根が一番おいしくなるのは「冬」。それどころか、生育に適した気候条件の下で元気に育った野菜は強くて長持ちしやすく、栄養価も一番高いのです。
　それに日本には四季があります。暖かな春、日光が照りつける夏、冷涼な秋、寒い冬と、4つの旬を楽しむことができる。これは、日本に暮らす私たちに与えられた一番の自然の恵みではないでしょうか。

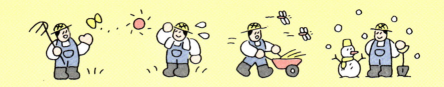

　もちろん、毎日食べる野菜の選択基準は旬だけではありません。
　今日の献立を考えるとき、あるいはスーパーの野菜売り場に立ったときに、1つでも2つでも旬の野菜を取り入れたなら、毎日の食事はよりおいしく豊かになるでしょう。そして旬であろうとなかろうと、「今日食べる野菜」の底力を最大限に引き出すには、適切な「選び方」、下ごしらえや保存法などの「扱い方」を知っておくことも重要です。
　本書では、まず第1部で52種の野菜の選び方と扱い方を解説します。我が家の食卓によく上る野菜料理も載せましたので、少しでも参考になればと思います。
　また、多種多様な栄養が詰まっている野菜は、特定の症状や不調があるときの頼もしい味方でもあります。
　たとえば「免疫低下には白菜・大根・長ねぎ」「肌荒れにはかぼちゃ・ブロッコリー・モロヘイヤ」「骨を強くするにはつるむらさき・春菊・小松菜」というように、野菜に含まれるビタミンその他の栄養素が、日ごろ私たちを悩ませる症状・不調の改善に役立ちます。野菜を食べるだけで解決できるわけではありませんが、健康であろうとしている体を後押ししてくれるのは間違いありません。そこで第2部では、よくある症状ごとに、意識的に食べたい野菜と料理のアイデアを紹介します。
　では、これから野菜のことをもっと知り、もっと好きになって、そしてもっと元気になっていきましょう！

野菜の扱い方と保存法の基本ルール

野菜は栄養の宝庫ですが、それを活かせるかどうかは扱い方と保存法次第。
まず大事なルールを押さえておきましょう。

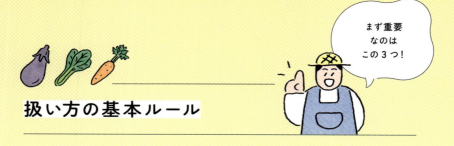

まず重要なのはこの3つ!

扱い方の基本ルール

1 野菜の皮は「基本、むかない」

たいていの野菜の皮は栄養豊富です。皮が硬くて食べられない場合を除き、野菜の皮は「基本、むかない」。ちゃんと洗ったら丸ごと食べて、野菜の栄養素をなるべく多く体に取り込みましょう。

2 水溶性栄養素を多く含む野菜は「基本、茹でない」

水溶性栄養素とは、ビタミンC、ビタミンB群など水に溶けやすい栄養素のこと。水溶性栄養素を含む野菜を茹でると、野菜から溶け出した栄養素をお湯と一緒に流すことになってしまうので「基本、茹でない」。蒸すか電子レンジで加熱し、栄養を守りましょう。アクが強い野菜や汚れが取れにくい野菜を茹でる場合は短い時間でサッと茹で、栄養素の流出を最低限に抑えます。

3 脂溶性栄養素を多く含む野菜は「油脂と一緒に」

ビタミンA、ビタミンEなど脂(油)に溶けやすい栄養素を含む野菜は、油脂で調理するか、脂質を含む食材と一緒に食べると体内での吸収がよくなります。

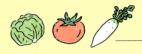

保存法の基本ルール

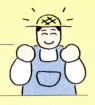

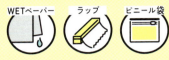

1 乾燥を防ぐ

濡らしたキッチンペーパーや新聞紙、ラップ、ビニール袋・密閉ビニール袋で野菜を乾燥から守るのは、保存法の基本中の基本です。

2 余分な湿気を防ぐ

乾いたキッチンペーパーや新聞紙は、しいたけ、じゃがいも、かぼちゃなど湿気に弱い野菜を守るほか、野菜が冷えすぎないようしたり、野菜同士がこすれるのを防いだりするために使います。

3 生長点を壊す

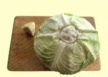

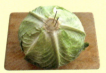

キャベツや白菜などの芯には「生長点」があり、収穫後は自らを生長させるために葉の養分や水分を吸い取ります。葉の部分を栄養価高く、みずみずしく保つには、芯をくり抜いて濡らしたキッチンペーパーを詰める、もしくは芯に楊枝を数本刺して、生長点を壊します。

4 立てて保存する

野菜は「育った向き」で保存するのが理想です。冷蔵庫のスペースが許せば、アスパラガスやセロリ、水菜などは立てて入れましょう。

5 「保存に適した温度」の場所に置く

「冷やしたほうがいい野菜」は冷蔵室に。「冷やしすぎてはいけない野菜」は野菜室か冷暗所に。このように「保存に適した温度」を意識すると、野菜をより長持ちさせることができます。

野菜を長持ちさせる保存場所

冷蔵庫の冷蔵室

0℃ ～ **5℃**

- セロリ
- たけのこ
- レタス
- かぶ
- キャベツ
- 小松菜
- ほうれん草
- みょうが
- ブロッコリー／カリフラワー
- にんじん
- えだ豆
- そら豆
- アスパラガス
- 紫キャベツ
- 長ねぎ
- チンゲンサイ
- とうもろこし
- 春菊
- にら
- 白菜
- 大根
- 新ごぼう
- パセリ
- きのこ
- らっきょう
- 水菜

野菜室 または 冷暗所

5℃ **10℃** **15℃**

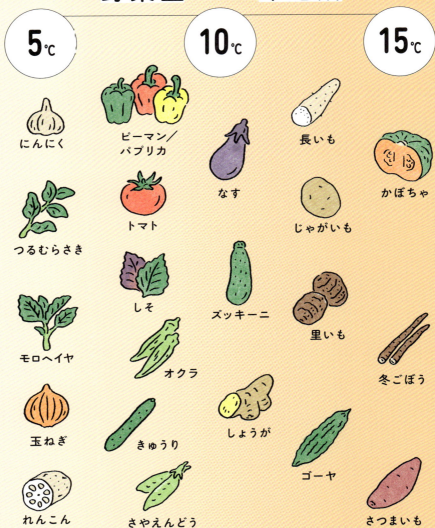

- にんにく
- ピーマン／パプリカ
- なす
- 長いも
- かぼちゃ
- つるむらさき
- トマト
- じゃがいも
- モロヘイヤ
- しそ
- ズッキーニ
- 里いも
- 冬ごぼう
- 玉ねぎ
- きゅうり
- オクラ
- しょうが
- ゴーヤ
- れんこん
- さやえんどう
- さつまいも

※保存形態は第1部の各野菜のページをご覧ください。

本書の使い方

第1部

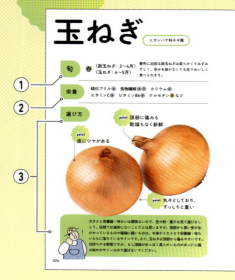

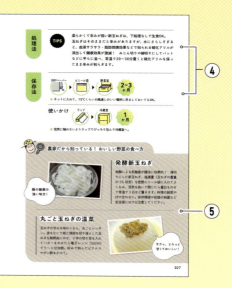

① 旬

本書の野菜は、農家の視点から「春」「夏」「秋」「冬」の順に並んでいます。四季折々の野菜を見ながら季節を感じてください。

② 栄養

野菜の栄養価は複合的です。いったいどんな栄養素が含まれているのかをここでチェック。栄養素ごとに期待できる効果は「野菜の栄養図鑑」(p.16)をご覧ください。

③ 選び方

店頭に並んでいる野菜の状態はさまざま。できるだけ鮮度がよくておいしい野菜を選ぶコツ、教えます。

④ 処理法＆保存法

せっかく目利きした野菜、その栄養価とおいしさを食卓で活かせる処理法＆保存法をポイント解説。

⑤ 農家だから知っている！おいしい野菜の食べ方

いつも我が家で食べている野菜料理。おいしくて体にいい食べ方のヒントになれば幸いです。

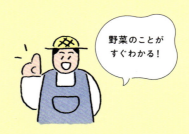

野菜のことがすぐわかる！

第2部

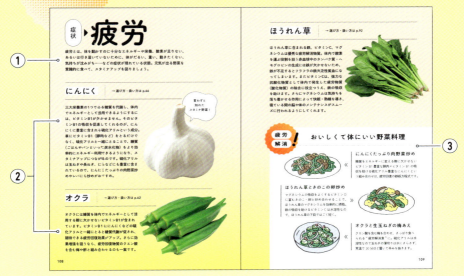

① 症状

意外とわかっていない「この症状・不調って、どういうこと？ 体の中で何が起こっているの？」を簡単解説。

③ おいしくて体にいい野菜料理

その症状にいい野菜の食べ方のアイデア。野菜の効果を引き出す・高める・相乗効果を生む食材との組み合わせも。

② 野菜

その症状が現れたときに食べたい、おすすめ野菜の栄養素、その作用などを解説します。

※産地によって収穫期が異なる野菜もありますが、本書記載の旬は群馬県で農業を営む著者の視点に一般的な旬も加味したものです。
※加熱時間や保存期間は野菜の大きさやご使用の機器、環境によって異なります。あくまでも目安とお考えください。
※野菜の栄養で症状の改善は期待できますが、野菜を食べるだけで症状が解消するわけではありません。適切な食生活や生活習慣、場合によっては医療機関の利用などと合わせて、体にいい野菜を取り入れていただくためのヒントです。
※症状ごとに紹介する野菜の基準は栄養素の含有量とは限りません。取り入れやすさやほかの食材との組み合わせも考慮したものです。

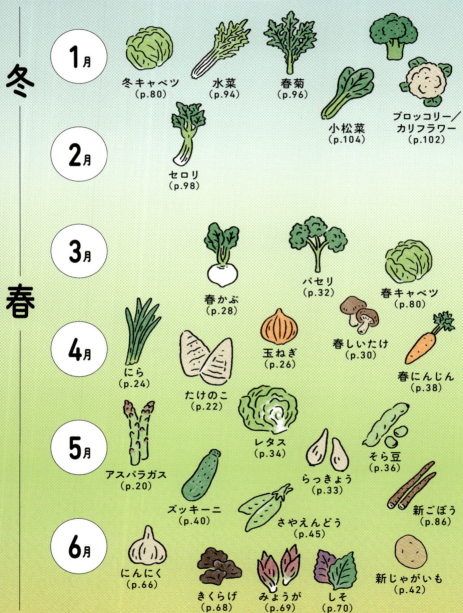

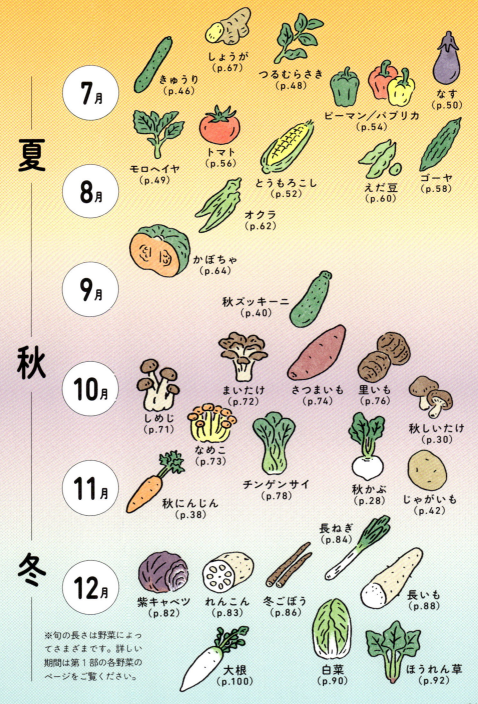

「この栄養素に期待できる効果」を確認！
野菜の栄養図鑑

- 水 水に溶けやすい水溶性栄養素
- 脂 油に溶けやすい脂溶性栄養素
- 無 どちらでもない無機質栄養素
- 不 水に溶けにくい不溶性栄養素

ビタミン

βカロテン（ビタミンA）脂
抗酸化作用による老化抑制、皮膚の健康、視力の維持と目の健康、免疫強化、動脈硬化の予防など
かぼちゃ モロヘイヤ ブロッコリーなど

ビタミンB1 水
糖質代謝*、疲労回復、脳の神経機能の維持、心臓の健康、皮膚と粘膜の健康など
オクラ そら豆 とうもろこしなど

ビタミンB2 水
糖質・脂質・たんぱく質（特に脂質）代謝、抗酸化作用による老化抑制、皮膚や粘膜の健康、生活習慣病予防など
そら豆 とうもろこし しめじなど

ビタミンB3（ナイアシン）水
糖質・脂質・たんぱく質代謝、皮膚や粘膜の健康、血行促進、メンタルヘルス、生活習慣病の予防など
しいたけ しめじ まいたけなど

ビタミンB5（パントテン酸）水
糖質・脂質・たんぱく質代謝、皮膚や粘膜の健康、ストレス耐性、動脈硬化予防、傷の治癒、免疫強化など
しいたけ なめこ れんこんなど

ビタミンB6 水
たんぱく質代謝、脳内神経伝達物質の機能維持、貧血予防、動脈硬化の予防など
しいたけ とうもろこし にんにくなど

葉酸 水
胎児の生育サポート、美肌、髪の健康、血管の健康、メンタルヘルス、認知機能の維持など
たけのこ パセリ レタスなど

ビタミンC 水
抗酸化作用、コラーゲン生成の促進による美肌、免疫強化、貧血予防、肝機能補助、メンタルヘルスなど
ほうれん草 モロヘイヤ ブロッコリーなど

ビタミンD 脂
骨や歯の強化、肌の健康、免疫強化、アレルギー症状の低減、生活習慣病の予防、メンタルヘルスなど
しいたけ きくらげ しめじなど

ビタミンE 脂
抗酸化作用による老化抑制、美肌、血行促進、動脈硬化の予防、疲労解消、免疫強化、ホルモンバランス調整など
かぼちゃ モロヘイヤ ブロッコリーなど

ビタミンK 脂
骨や歯の健康、動脈硬化の予防など
つるむらさき 春菊 小松菜など

ビタミンU 水
胃腸の健康維持、胃酸の調整、消化促進など
キャベツ 紫キャベツなど

＊代謝……糖質をエネルギーに変えて利用するなど、食べものに含まれる栄養素を体内で有効活用する働きのこと。

フィトケミカル*

*「第7の栄養素」と呼ばれる化学物質。強い抗酸化作用により細胞を酸化ダメージから守り、老化抑制効果などが期待できます。

アントシアニン(水)
老化抑制、目の健康、肥満予防、血行促進、美肌など
紫キャベツ ブロッコリー 赤じそなど

タンニン(水)
老化抑制、抗炎症・抗菌、血糖値の調整、毛穴引き締め、制汗など
れんこんなど

ナスニン(水)
老化抑制、生活習慣病の予防、眼精疲労の軽減、むくみ解消、心臓病の予防など
なす

リコピン(脂)
老化抑制、美肌、目の健康、血流改善、血管の健康など
トマトなど

クロロフィル(脂)
老化抑制、肥満予防、デトックス、貧血予防、動脈硬化の予防、腸内環境の向上、免疫強化など
ピーマンなど

硫化アリル(水)
老化抑制、血液サラサラ、血行促進、血管の健康、抗菌・殺菌、糖質代謝に関わるビタミンB1の吸収促進、疲労回復、血糖値の調整、食欲増進など
にんにく にら 玉ねぎなど

イソチオシアネート(グルコシノレート)(水)
老化抑制、抗炎症、デトックス、胃腸の健康、免疫強化、肥満予防、血管の健康、肝機能の補助など
大根 かぶ 白菜など

スコルジニン(脂)
血行促進、冷え性・肩こりの軽減、血液サラサラ、高血圧の改善、動脈硬化・心筋梗塞・脳梗塞の予防、疲労回復、体力増強など
にんにく

ジンゲロール(ショウガオール)(脂)
血行促進、血管の健康、免疫強化、抗菌・殺菌、老化抑制、美肌、脂肪燃焼など
しょうが

ケルセチン(脂)
老化抑制、抗炎症、動脈硬化・高血圧の予防、血糖値の調整など
玉ねぎなど

クエルシトリン(水)
デトックス、便通改善、抗炎症、肥満予防、高血圧・動脈硬化の予防、血管の健康、美肌など
ピーマンなど

クロロゲン酸(水)
老化抑制、血糖値の調整、肥満予防、抗炎症、高血圧の予防、代謝促進、美肌など
なす ごぼうなど

イソフラボン(水)
女性の更年期障害の軽減、骨粗鬆症の予防、美肌、血行促進、脂質代謝の改善など
えだ豆など

サポニン(水)
老化抑制、免疫強化、肥満予防、血流改善、肝機能の補助など
らっきょう えだ豆など

αピネン(脂)
抗菌・抗ウイルス・抗炎症、リラックス、血行促進、血管の健康、免疫強化、消化促進、眠気覚ましなど
みょうがなど

ミネラル

カリウム (水)
血圧の調整、筋肉の機能維持、むくみの予防・改善、心臓の健康、便秘解消など
きゅうり 長いもなど

カルシウム (無)
骨や歯の強化、運動機能の維持・向上、脳内神経伝達物質の分泌調整、メンタルヘルス、ホルモンの調整、免疫強化など
小松菜 チンゲンサイ つるむらさきなど

マグネシウム (水)
エネルギー代謝の促進、骨と歯の健康、生活習慣病の予防、メンタルヘルスなど
ほうれん草 つるむらさき オクラなど

鉄 (無)
エネルギー代謝の促進、疲労回復、貧血予防、肌や髪の健康など
ほうれん草 水菜 小松菜など

銅 (無)
貧血の予防、肌・髪・骨・血管の健康、エネルギー代謝の促進、免疫強化など
じゃがいも なめこ 長いもなど

モリブデン (無)
糖質・脂質の代謝促進、貧血の予防、余分な銅の排出、プリン体の分解など
きゅうり キャベツなど

マンガン (無)
抗酸化作用による老化抑制、新陳代謝の促進、骨の健康、造血、糖質・脂質の代謝促進など
里いも れんこんなど

リン (無)
糖質の代謝促進、細胞の成長、骨と歯の健康、脳内神経伝達物質の分泌調整、エネルギーの蓄積など
とうもろこし にんにくなど

食物繊維

水溶性と不溶性があり、腸内環境の正常化と便通の維持・改善、肌荒れ防止、高血圧・糖尿病・動脈硬化の予防などに役立つ
ごぼう オクラ きのこ類など

アミノ酸

チロシン (不)
集中力・記憶力の向上、ストレス緩和、エネルギー代謝促進など
たけのこなど

アスパラギン酸 (水)
疲労回復、デトックス、エネルギー代謝促進、美肌など
アスパラガスなど

その他

レシチン (脂)
肥満予防、肝機能の向上、動脈硬化予防、美肌、記憶力・集中力の向上など
そら豆など

GABA (水)
ストレス緩和、睡眠の質向上、血圧の維持、肌の健康、肥満防止など
トマトなど

ジアスターゼ (水)
主にでんぷんを分解することによる消化促進
大根など

今日はどの野菜を
食べようか？

第1部

農家だから知っている！おいしい野菜の選び方・扱い方・食べ方

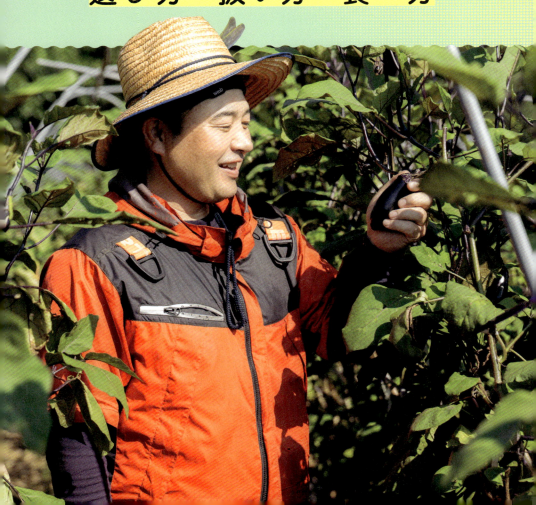

アスパラガス

> キジカクシ科クサスギカズラ属

| 旬 | 春
(4〜6月) | 春になると土から芽を出し、勢いよく育つ旬のアスパラガスは、甘くてみずみずしいのが特徴。鮮度が落ちやすいので、買ってきたらすぐに加熱するのが鉄則です。 |

| 栄養 | 葉酸㊍　ビタミンK㊝　ビタミンE㊝　ビタミンC㊍
カリウム㊍　食物繊維㊍㊡　アスパラギン酸㊍ など |

選び方

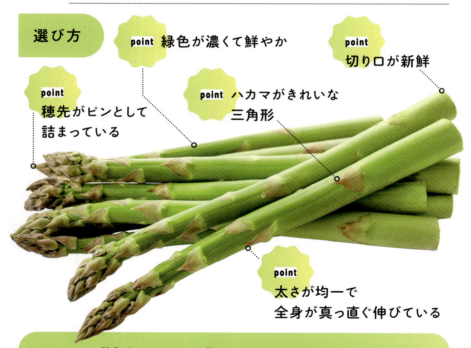

- **point** 緑色が濃くて鮮やか
- **point** 切り口が新鮮
- **point** 穂先がピンとして詰まっている
- **point** ハカマがきれいな三角形
- **point** 太さが均一で全身が真っ直ぐ伸びている

穂先がへたっている、茎にタテジワが出ている、切り口が乾燥したりしなびたりしているのは鮮度が低いサイン。また、緑色が薄かったり曲がったりしているものは、何らかのストレス下で育てられたために風味が損なわれていると思われます。ちなみに「ホワイトアスパラガス」は同じ種を日の当たらない環境で育てたもの。また別の味わいを楽しめますが、栄養価としてはグリーンアスパラガスのほうがはるかに上です。

処理法

 サッと水洗いしてから、根元の繊維が硬い部分だけ切り落とします。包丁だと硬くても切れてしまうので、手でポキッときれいに折れるところで断ちます。さらにピーラーで根本の3～4cmをそぎ取ると、より食べやすくなります。

 茹でる場合は沸騰したお湯で1～2分。茹ですぎると風味が落ち、栄養価も下がってしまいます。
蒸し焼きがおすすめ。1cmほど水を張ったフライパンにアスパラガスを入れ、ふたをして火にかけ、沸騰してから2～3分。

 サッと洗って根元を除いたアスパラガス約80gを耐熱容器に入れ、ふんわりとラップをかけて電子レンジ（500W）で約1分半。

保存法

 冷蔵室　 3日

- すぐに加熱したほうがいいのですが、生のまま冷蔵保存するなら、水を入れたコップに立てて入れて冷蔵室へ。水は毎日取り替えます。

 農家だから知っている！ おいしい野菜の食べ方

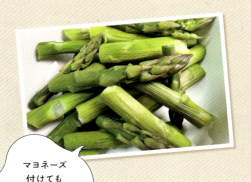

マヨネーズ付けてもおいしいよ！

蒸したてアスパラガス

鮮度のいいアスパラガスは、蒸し焼きするだけで甘くておいしいです。お好みで塩・こしょうを振る、もしくはハーブソルトやパウダースパイスも合います。その他、耐熱皿に並べて塩・こしょう、オリーブ油をまわしかけ、グリルで表面に少し焼き目が付くまで焼いても◎

たけのこ

イネ科タケ亜科

| 旬 | 春
（4〜5月） | たけのこも「春を告げる野菜」。下処理は少し手間ですが、自宅で調理した旬のたけのこは、食感も風味も既製品の水煮缶とは比べものになりません。 |

栄養 カリウム㊅　食物繊維㊅㊋　チロシン㊋　葉酸㊅ など

選び方

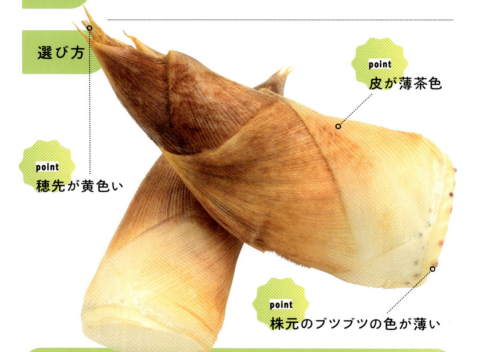

point 穂先が黄色い

point 皮が薄茶色

point 株元のブツブツの色が薄い

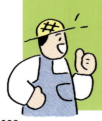

たけのこは地中から出て日が当たり始めると、おいしく食べるには育ちすぎになってしまいます。スーパーに並んでいるたけのこは頃合いの生育状態で掘られたものが多いはずですが、もし穂先が緑色、皮の茶色が濃すぎる、株元のブツブツの色が茶色っぽいものがあったら育ちすぎのサインです。収穫後のたけのこは時間が経つごとにアクが強くなるので、鮮度を見極めて買ってきたらすぐにアク抜きの下茹でをしましょう。

処理法

たけのこのアク抜きというと面倒なイメージがあるかもしれませんが、やってみれば意外と簡単！ 米ぬかを入手しなくても、米の研ぎ汁で代用できます。たけのこがかぶるくらいのたっぷりの水と米ぬか、もしくは米の研ぎ汁を深鍋に沸かし、皮を2〜3枚むいたたけのこを入れて約1時間。茹で上がったらすぐに氷水で冷やします。皮をすべてむくとうまみが逃げてしまうので、少し皮が付いている状態で茹でます。ここまで一度済ませてしまえば、天ぷら、煮もの、木の芽和えなど春の味覚をさまざまに楽しめます。

保存法

冷蔵室

3〜4日

- 密閉プラスチック容器などの保存容器に茹でて氷水で冷やしたたけのこ、かぶるくらいの水を入れて冷蔵室へ。
- 冷凍するとス（空洞）が入った感じになって食感と風味が格段に落ちるので、おすすめしません。

農家だから知っている！ おいしい野菜の食べ方

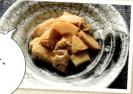

たけのこと鶏肉の煮もの

茹でておいたたけのこにジューシーな鶏もも肉を合わせ、甘じょっぱい煮ものに仕上げます。鶏肉の代わりにさつま揚げを使ってもおいしくできます。

> 鶏肉との組み合わせ、サイコー！

たけのこの天ぷら

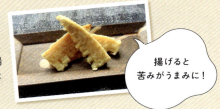

新鮮なたけのこなら下茹でなしでもおいしくできます。約180℃の油で、生から揚げる場合は3分ほど、下茹でした場合は1分ほどで歯ざわりよく仕上がります。

> 揚げると苦みがうまみに！

にら

ヒガンバナ科ネギ属

旬 春（3〜5月）

にらは年に3回は収穫できるパワフルな野菜。特に、その年最初に収穫された「一番にら」はみずみずしくて甘みが強く、シャキシャキした食感です。

栄養 βカロテン㊗ ビタミンE㊗ ビタミンC㊄ 硫化アリル㊄ カルシウム㊊ など

選び方

point 葉の緑色が濃くて鮮やか

point 切り口が新鮮で、水っぽくなっていない

point 葉先がピンとしている

point 茎が太くて肉厚

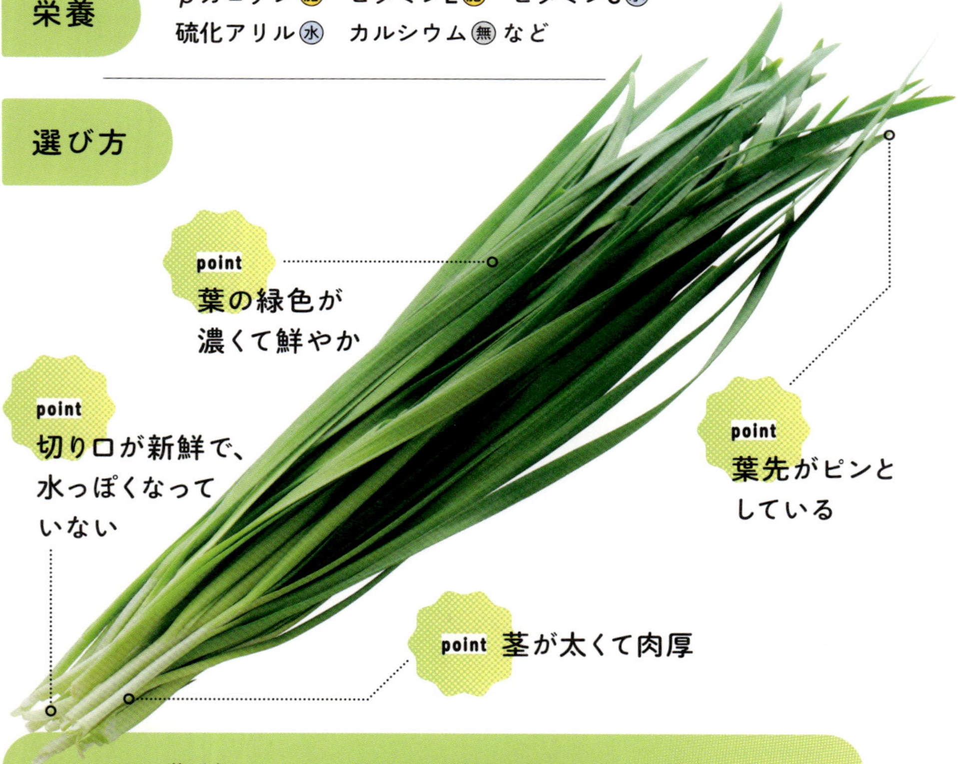

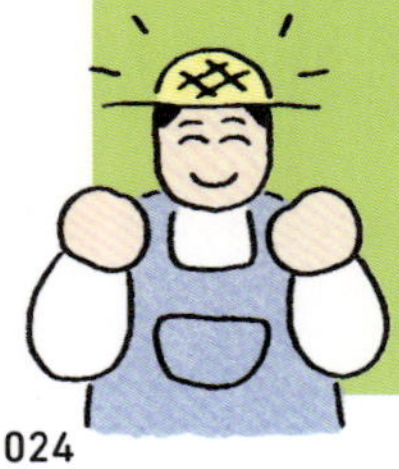

茎が太く、ちょっと触れてみて肉厚な感じがしたら、栄養をたっぷり蓄えて健康に育った甘いにらの証。3月の春先、特に茎が太いにらを見かけたら、もっとも甘みが強い「一番にら」の可能性があります。葉先がしなびている、葉の色がくすんでいるものは鮮度が落ちています。茎の切り口にも注目。シャキッと新鮮な切り口なら問題ありませんが、ここから傷みやすいので、水っぽくなっているものは避けましょう。

処理法

にらの茎の白い部分には、血液サラサラ・脂肪燃焼効果などで知られる硫化アリルが特に多く含まれています。切り捨てずに、軽く流水で洗ってから炒めものや鍋ものに。

火が通りやすいので、炒めものや鍋ものでは最後に加えると食感が残って◎　おひたしなどの場合は沸騰したお湯で約1分。

サッと洗ったにら約100gを、切らずに耐熱容器に入れてふんわりとラップをかけ、電子レンジ（500W）で約1分半。

保存法

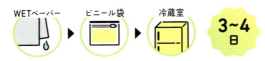

WETペーパー → ビニール袋 → 冷蔵室　3〜4日

- 適当な長さに切ってもいいのですが、切り口から傷みやすいので、できれば切らずに立てて保存。

農家だから知っている！ おいしい野菜の食べ方

にらたっぷりお好み焼き

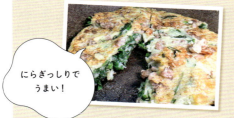

「にらぎっしりでうまい！」

油を使う料理にすると、緑黄色野菜の中でもトップクラスの含有量と言われるにらのβカロテン、硫化アリルの吸収がよくなります。にら料理といえばレバにら炒め、にら玉、餃子などですが、我が家では、このにらたっぷりお好み焼きも定番です。

にらのしょうゆ漬け

刻んだにらを、しょうゆ、みりん、ごま油、おろしにんにく、好みで炒りごまや鷹の爪と混ぜ合わせ、保存容器に入れて冷蔵庫で漬け置きます。ごはん、カツオのタタキ、そば、冷奴、納豆などと相性よし。細かく刻むと硫化アリルが増えるので、おいしいうえに健康効果も抜群です。

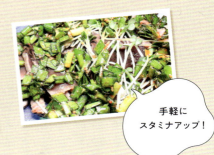

「手軽にスタミナアップ！」

玉ねぎ

(ヒガンバナ科ネギ属)

旬 春 （新玉ねぎ：3〜4月）
（玉ねぎ：4〜5月）

春先に出回る新玉ねぎは柔らかくてみずみずしく、辛みを抜かなくても生でおいしく食べられます。

栄養 硫化アリル(水) 食物繊維(水)(不) カリウム(水) ビタミンC(水) ビタミンB6(水) ケルセチン(脂) など

選び方

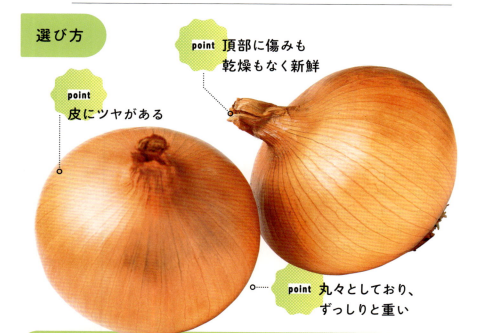

- **point** 頂部に傷みも乾燥もなく新鮮
- **point** 皮にツヤがある
- **point** 丸々としており、ずっしりと重い

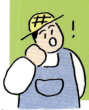

大きさと栄養価・味わいは関係ないので、色や形・重さを見て選びましょう。店頭では滅多にないことだとは思いますが、頂部から青い芽が出かかっているものや極端に軽いものは、中身がスカスカで栄養価・味わいともに落ちているサインです。また、玉ねぎは頂部から傷みやすいです。日持ちする野菜ですが、もし頂部が水っぽく柔らかいものがあったら傷み始めのサインなので選ばないでください。

処理法

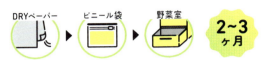

柔らかくて辛みが弱い新玉ねぎは、下処理なしで生食OK。玉ねぎはそのままだと辛みがありますが、水にさらしすぎると、血液サラサラ・脂肪燃焼効果などで知られる硫化アリルが流出して健康効果が激減！ みじん切りや細切りにしてバットなどに平らに並べ、常温で20〜30分置くと硫化アリルを保ったまま辛みが和らぎます。

保存法

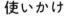
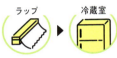

2〜3ヶ月

● ネットに入れて、15℃くらいの風通しのいい場所に吊るしておいてもOK。

使いかけ

1ヶ月

● 空気に触れないようラップでぴっちり包んで冷蔵室へ。

農家だから知っている！ おいしい野菜の食べ方

発酵新玉ねぎ

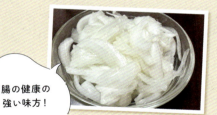

腸の健康の強い味方！

発酵による乳酸菌が腸活に効果的！ 薄切りにした新玉ねぎ、塩適量（玉ねぎの重量の3％目安）を密閉ビニール袋に入れてよくもみ、空気を抜いて閉じたら重石をのせて常温で3日ほど置きます。料理の副菜や付け合わせに。保存環境や容器の殺菌など安全面には十分注意してください。

丸ごと玉ねぎの温菜

玉ねぎの甘みを味わうなら、丸ごとレンチン。皮をむいて根と頂部を切り落とした玉ねぎを耐熱皿にのせ、十字の切り目を入れてバターをのせたら電子レンジ（500W）で5〜6分加熱。好みで刻んだピクルスやポン酢をかけて。

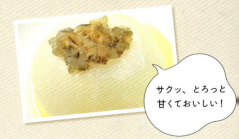

サクッ、とろっと甘くておいしい！

かぶ

アブラナ科アブラナ属

旬

春（3〜4月）
秋（10〜11月）

かぶの旬は春と秋。春のかぶはみずみずしくて皮まで柔らかく、生食に適しています。秋のかぶは身が詰まっていて、火を通すと甘みが引き立ちます。

栄養

カリウム㊌　食物繊維㊌㊏　ビタミンC㊌
ビタミンA（脂）　グルコシノレート㊌　など

選び方

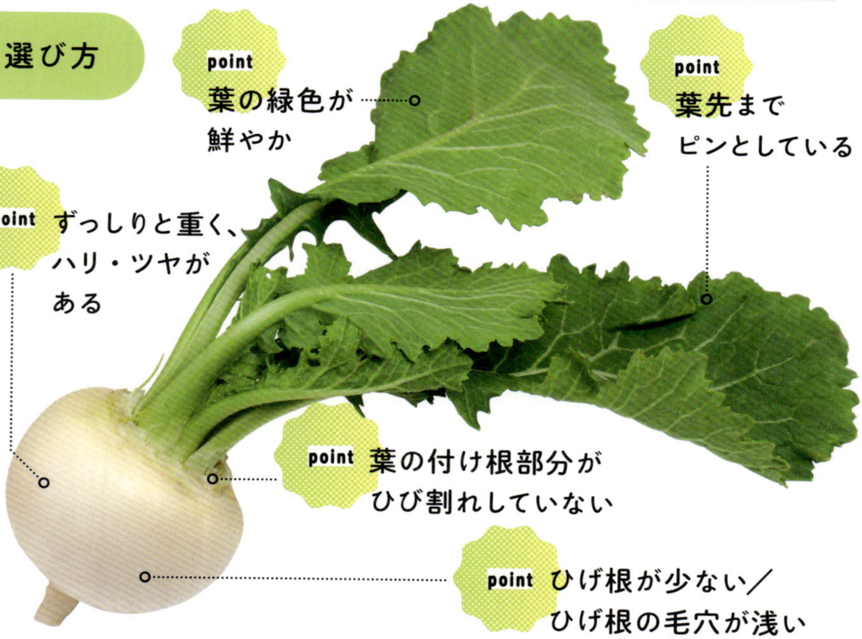

point 葉の緑色が鮮やか

point 葉先までピンとしている

point ずっしりと重く、ハリ・ツヤがある

point 葉の付け根部分がひび割れしていない

point ひげ根が少ない／ひげ根の毛穴が浅い

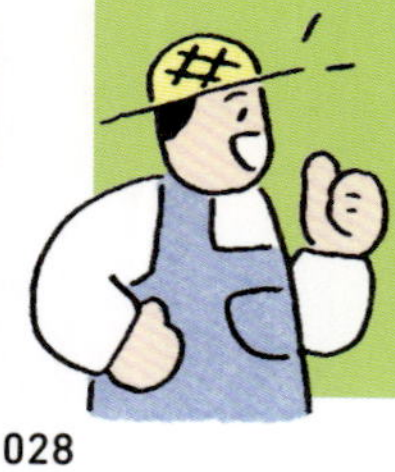

葉付きのかぶを選ぶときは、まず葉の状態に注目。葉が黄色く変色したり、しなびたりしているものは鮮度が低いサインです。次に身を見ますが、ひげ根が多いものや、ひげ根の毛穴が深いものは何らかのストレス下で育ち、硬かったりエグみが強かったりする可能性が高いです。見過ごしがちな「葉の付け根部分」も要チェック。このあたりの身がひび割れしているのは育ちすぎで、みずみずしさや風味が落ちていると思われます。

処理法

 葉が付いたままだと傷みやすいので、買ってきたらすぐに葉と身を切り離します。

TIPS 皮に栄養が多いので軽く水洗いするだけでむけません。葉は身と一緒に味噌汁や煮ものに。または細かく刻んで塩茹で、もしくはごま油などで炒めて塩で薄味を付け、混ぜごはんの具材や味噌汁などのトッピングにしても◎

保存法

葉の部分 WETペーパー ▶ ラップ OR ビニール袋 ▶ 冷蔵室 　1〜2日

● どんどん黄色く変色したり、しなびたりしていくので、なるべく早めに食べましょう。

身の部分 ビニール袋 ▶ 冷蔵室　2〜3日

● 乾燥防止のためビニール袋に入れて冷蔵室へ。

農家だから知っている！ おいしい野菜の食べ方

かぶのソテー

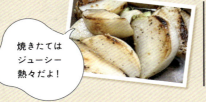

「焼きたてはジューシー熱々だよ！」

油で焼いて外は香ばしく、中はジューシーに。かぶの自然な甘みが引き立ちます。我が家では仕上げに白炒りごまをふって、より香ばしく仕上げるのが定番。

かぶのピクルス

皮はむかずに食べやすい大きさに切り、市販または自作のピクルス液に漬けるだけ。生のかぶを漬けるので、コリコリ、サクサクした食感が楽しめます。

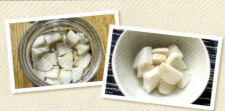

しいたけ

キシメジ科シイタケ属

旬
春（3〜5月）
秋（9〜11月）

原木しいたけの旬は春と秋。「春子」と呼ばれる春のしいたけは肉厚でうまみが強く、「秋子」と呼ばれる秋のしいたけは香り豊かで身がしっかりしています。

栄養
食物繊維㊅㊋　ビタミンB3㊅　ビタミンB5㊅
ビタミンB6㊅　カリウム㊅　ビタミンD㊡ など

選び方

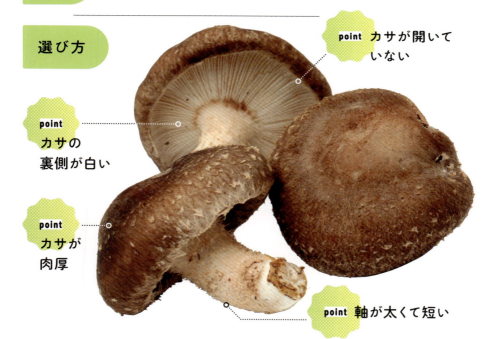

- point カサが開いていない
- point カサの裏側が白い
- point カサが肉厚
- point 軸が太くて短い

通年見かけるものは菌床しいたけが多いのですが、香り・味は、やはり原木しいたけのほうが勝ります。おがくずのようなものを発酵させた廃菌床で室内栽培されるのが菌床しいたけ、クヌギなどの木に開けた穴に菌を埋め込み、自然の中で栽培されるのが原木しいたけですが選び方は同じ。カサが開いているのは育ちすぎ、軸が細い・カサが薄いのは生育不足、カサの裏側が黒ずんでいるのは古くなっているサインです。

処理法

TIPS

きのこ類は、基本的に水洗いしません。土や汚れが付いていたらキッチンペーパーなどで優しく拭うだけ。

しいたけはもともとビタミンDが豊富ですが、天日干しするとさらにアップ！　しかもザルなどに広げて1時間程度、日の当たる場所（室内・屋外）に置くだけでOK。すると細胞が壊れてうまみも増します。

軸も栄養価が高いので捨てたらもったいない！　カサから切り離したら硬い石づきだけ切り落とし、軸は細切りやみじん切りにしてカサと一緒に料理しましょう。

保存法

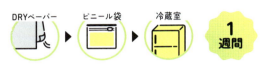

1週間

- 湿気に弱いので乾いたペーパーに包んでビニール袋に。

冷凍する場合は…… 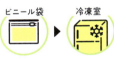 **3～4週間**

- 冷凍により、しいたけの細胞が壊れてうまみが強くなります。カサと軸を切り離し、食べやすい大きさに切ってから冷凍すると、そのまま料理に使えて便利。

 農家だから知っている！　おいしい野菜の食べ方

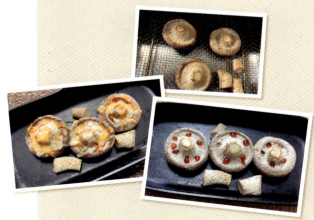

しいたけのグリル

旬のしいたけはグリルで焼くだけで香りがよく絶品です。軸にも栄養が詰まっているので、捨てないで！　硬い石づきの部分だけ切り落としたら、軸もカサと一緒に焼きます。カサに水滴が浮いてきたらしょうゆを少々。チーズをのせて焼いてもおいしいです。

パセリ

セリ科オランダミツバ属

旬 春（3〜4月）

栄養 ビタミンK�脂　ビタミンC㊌
　　　　ビタミンA�脂　葉酸㊌　鉄㊓ など

選び方

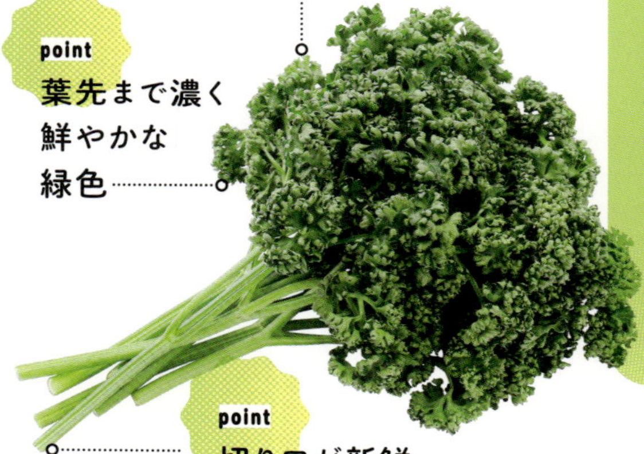

point 葉っぱが細かく縮れている

point 葉先まで濃く鮮やかな緑色

point 切り口が新鮮

パセリの葉は比較的丈夫なのですが、葉が黄色や茶色に変色していたり、しおれたりしているのは鮮度が低いので避けましょう。既製品の乾燥パセリもありますが、生パセリの香り・風味にはとうてい及びません。冷蔵で比較的長持ちしますし、冷凍保存もできるので、特に春先に店頭で見かけたら、この爽やかな苦みをぜひ楽しんでください。

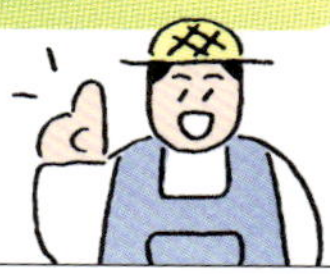

処理法

細かく刻んでポテトサラダに加える、料理の仕上げにふりかける、ドレッシングにする、自家製パセリバターを作ってトーストや牛ステーキに使うなど、幅広い用途に大活躍です。

保存法

 冷蔵室　**1週間**

- 水を入れたコップに茎を挿して冷蔵室へ。水は2〜3日ごとに取り替えます。

冷凍する場合は…… ビニール袋 ▶ 冷凍室　**3〜4週間**

- 冷凍しておくと、料理に使うときに手で簡単にパラパラと砕けて便利。

らっきょう

ヒガンバナ科ネギ属

旬 春（4〜6月）

栄養 食物繊維㊌㊋　カリウム㊌　硫化アリル㊌　ビタミンB3㊌　ビタミンC㊌　サポニン㊌ など

選び方

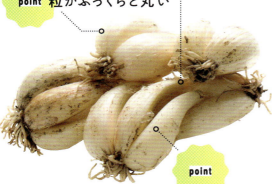

- point 青い芽が出ていない
- point 粒がふっくらと丸い
- point 白くてハリ・ツヤがある

「生のらっきょうを買ったことがない」という人も、次の旬には新鮮ならっきょうを選んで「自家製らっきょう漬け」を作ってみては。小分けにして定番の「甘酢漬け」のほか、「塩漬け」「赤じそ漬け」など複数の種類を楽しむのもおすすめ。できるだけ新鮮なうちに漬けるのがおいしさの鍵なので、買ってきたらすぐに下処理して漬けましょう。

処理法

TIPS 自家製らっきょう漬けなら一度にどっさり仕込んで、ほぼ1年中楽しめます。作り方は簡単。まずらっきょうをボウルなどに入れて流水でもみ洗いします。土が付いている場合は、特によく洗いましょう。手で薄皮をむいて根と先端部分を切り落とし、水気をよく切ったら密閉保存容器に入れ、市販のらっきょう酢（もしくは自作の漬け汁）をかぶるくらい注ぎ入れます。赤じそと一緒に漬けると、ほんのり赤く色づいてきれいな仕上がりに！

保存法

冷蔵室　1年間

- 買ってきてすぐに漬けたものを冷蔵保存。

レタス

キク科アキノノゲシ属

旬 春（4〜6月）

レタスは通年収穫でき、農家では「春レタス」「夏秋レタス」「冬レタス」と呼んでいます。サラダの定番ですが、スープやチャーハンにしても、おいしく食べられます。

栄養 カリウム㊌　食物繊維㊌㊧　葉酸㊌　ビタミンC㊌　ビタミンK㊛　βカロテン㊛ など

選び方

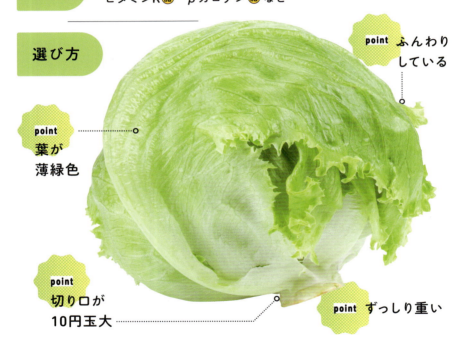

- point ふんわりしている
- point 葉が薄緑色
- point 切り口が10円玉大
- point ずっしり重い

特にメジャーなのは4〜6月に収穫される「春レタス」。外葉（外側の濃い緑色の葉）は硬くて食べづらいのですが、内側の葉を保護しているので、あれば外葉が付いているものを選ぶといいでしょう。芯の切り口が大きすぎるものは、育ちすぎで葉のみずみずしさが失われているサイン。葉の巻きがふんわりしていて、かつ手に持ってみたときに重みを感じることが、おいしいレタスの目安です。

処理法

TIPS

葉を1枚ずつはがし、株元に溜まっている汚れをよく洗います。包丁で切ると鉄と反応して変色しやすいため、手でちぎりましょう。ピンク色に変色した部分は捨てがちですが、実はレタスに含まれるポリフェノールが酸化して変色したもの。傷んでいるわけではありません。

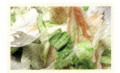
見た目はちょっと悪いけど食べられます

保存法

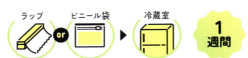
ラップ or ビニール袋 ▶ 冷蔵室　1週間

- 芯をくり抜いて濡れたキッチンペーパーを詰める、もしくは芯に楊枝2〜3本を刺してからラップや密閉ビニール袋に包んで冷蔵室へ。

使いかけ

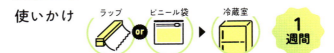
ラップ or ビニール袋 ▶ 冷蔵室　1週間

- 酸化による変色をなるべく避けるには、断面を塩水に浸してから空気に触れないようにラップや密閉ビニール袋でぴっちり包みます。

農家だから知っている！ おいしい野菜の食べ方

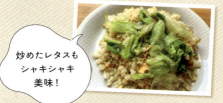

炒めたレタスもシャキシャキ美味！

レタスチャーハン

ごはんをふっくらパラパラに炒めた卵チャーハンにレタスを加えるだけ。ほかに具材はいりません。シャキシャキ食感が失われないよう、レタスは最後に加えてざっと炒め合わせれば完成。

レタスの味噌汁

レタスは汁ものとも相性よし。スープはもちろん、実は味噌汁にしてもおいしいのです。レタスに火が通り過ぎないよう手早く味噌を溶いて仕上げます。

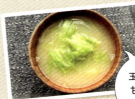

玉ねぎも入れて甘みをプラス！

そら豆

マメ科ソラマメ属

旬 　春（4〜6月）

冷涼な気候を好むそら豆は、春先に花を咲かせ、実っていきます。店頭に並び始めたら「春が来た」と思って、この季節限定のおいしさを楽しんでください。

栄養 　たんぱく質　食物繊維 水 不　ビタミンC 水
ビタミンB1 水　ビタミンB2 水　レシチン 脂 など

選び方

point 豆の形がくっきりと均一に出ている

point 鮮やかな緑色でハリ・ツヤがあり、全身に産毛が生えている

point 薄皮が鮮やかな薄緑色でハリ・ツヤがある

point サヤの筋が濃い緑色

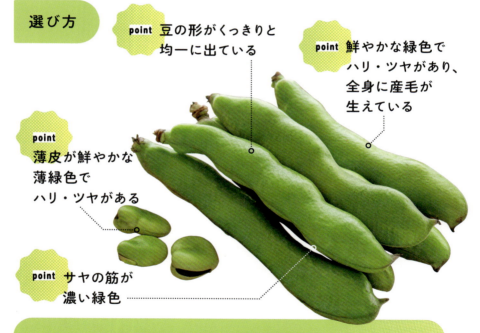

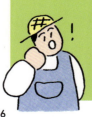

そら豆は収穫後、そしてサヤから出した瞬間から鮮度が落ちていきます。豆のみパック入りで販売されているものもありますが、サヤごと買うほうが断然おすすめ。サヤの色がくすんでいる、産毛が薄い、筋が黒ずんでいるのは鮮度が落ちているサイン、ふくらみが小さいのは生育不足のサインなので避けましょう。パックされた豆を買うときは、豆がやせていないか、薄皮にシワが寄っていないかをチェックしてください。

処理法

蒸し焼きがおすすめ。サヤから豆を出し、薄皮の茶色い筋の反対側に切り込みを入れます。1cmほど水を張ったフライパンに塩適量（小さじ1くらい）と豆を入れ、ふたをして火にかけ、沸騰してから3〜4分。先に薄皮に切り込みを入れておくことでツルッと簡単にむけます。塩で薄味をつけてあるので、そのまま食べてもよし、もしくは「そら豆ごはん」にしたり、炒めものやポテトサラダなどの具材にすれば、一気に春らしい一品に。

TIPS

サヤ付きのものを買ったら焼くのもおすすめです。サヤごと魚焼きグリルに入れ、中火で5〜6分。サヤ付きのものを買うと廃棄部分が多くはなりますが、魚焼きグリルで丸ごと焼けば、フカフカのサヤが蒸し器のような役割を果たし、豆がふっくらと仕上がります。

保存法

冷蔵室 2〜3日

- 蒸し焼き、もしくは焼いてサヤから出し、粗熱が取れてから密閉プラスチック容器などに入れて冷蔵室へ。なるべく早く食べましょう。

農家だから知っている！ おいしい野菜の食べ方

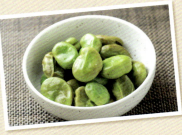

蒸したてそら豆

旬のそら豆はシンプルに食べるのが一番。塩蒸し焼き、もしくはサヤごと魚焼きグリルで焼いたら、そのままテーブルへ。おやつ、ビールのお供に◎

そら豆と鶏肉の炒めもの

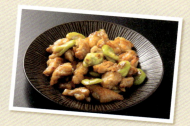

軽く下味をつけて片栗粉をまとわせた鶏肉を炒めて、塩蒸し焼きしたそら豆を加え、しょうゆ、みりん、砂糖、さらに酢少々でさっぱりと仕上げます。鶏肉にもそら豆にも下味が付いているので調味料は控えめでOK。

にんじん

セリ科ニンジン属

旬
春（4〜7月）
秋（9〜12月）

旬を迎えると甘みが増すにんじん。なかでも春のにんじん（新にんじん）はみずみずしくて柔らかく、秋のにんじんは身が締まっているのが特徴です。

栄養
βカロテン㊛　カリウム㊖　食物繊維㊖㊝
ビタミンE㊛　ビタミンB群㊖ など

選び方

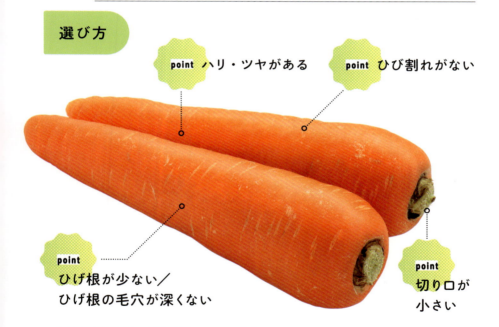

- **point** ハリ・ツヤがある
- **point** ひび割れがない
- **point** ひげ根が少ない／ひげ根の毛穴が深くない
- **point** 切り口が小さい

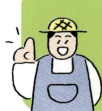

へたの切り口が小さいのは、身が詰まっていて肉質が柔らかいにんじんの証です。ひび割れのあるのは、育ちすぎで水分が損なわれているサイン。ひげ根が多く、毛穴が深いものは何らかのストレス環境下で育てられ、食感や風味が劣っている可能性が高いでしょう。傷みやすくはありませんが乾燥に弱く、先のほうからしなびてきます。買ってきたら適切な形で冷蔵保存するか、しなびる前に食べ切ってください。

処理法

葉付きのにんじんは、買ってきてすぐに葉を切り落とし、葉だけサッと茹でておひたしに。

ビタミンB群やカリウムなど、にんじんに含まれる水溶性栄養素を効率的に摂取するなら、茹でるよりレンチン。よく洗って横半分に切ったにんじん1本（約130g）を耐熱容器に入れ、ふんわりとラップをかけて電子レンジ（500W）で約4分。

よく洗うだけで皮はむかないほうが、皮の豊富な栄養も摂取できます。にんじんに多く含まれるβカロテンは脂溶性で、油と一緒にとると吸収率が70％にまで高まるとも。

保存法

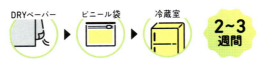
DRYペーパー ▶ ビニール袋 ▶ 冷蔵室　2～3週間

- 葉付きの場合は葉を切り落としてから保存します。涼しい季節なら室温（15℃くらい）でもOK。

使いかけ

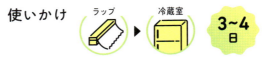
ラップ ▶ 冷蔵室　3～4日

- 断面が空気に触れないよう、ラップでびっちり包んで冷蔵室へ。

農家だから知っている！ おいしい野菜の食べ方

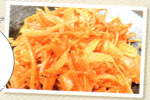

あえてバラバラの太さ、いろいろな食感に！

にんじんのシンプル炒め

油で調理することで、肌にいいβカロテンをたっぷり吸収できる"美肌料理"。ピーラーでスライスしたにんじんをサッと炒め、甘辛く仕上げます。

にんじんの天ぷら

天ぷらにすると、にんじんの甘みがいっそう増します。斜め切りでも、細切りにしてかき揚げにしても◎

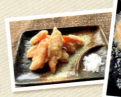
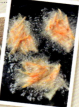

ズッキーニ

ウリ科カボチャ属

| 旬 | 初夏（5〜6月）
秋（9〜10月） | 夏野菜の印象が強いかもしれませんが、旬は初夏、そして秋。フライやグリルはもちろん、生のままサラダやマリネにしてもおいしい野菜です。 |

栄養 カリウム㊅　ビタミンC㊅　βカロテン㊝　食物繊維㊅㊞　葉酸㊅ など

選び方

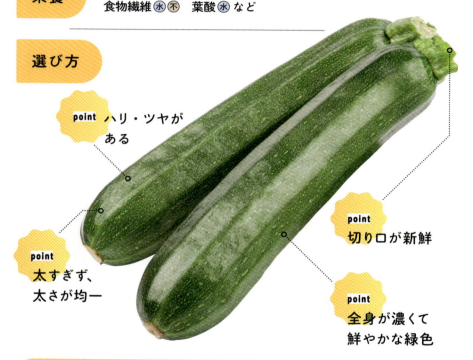

- point ハリ・ツヤがある
- point 太すぎず、太さが均一
- point 切り口が新鮮
- point 全身が濃くて鮮やかな緑色

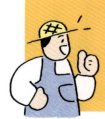

太さが均一でないものは生育不良や水分不足、太すぎるものは中の種が育ちすぎており、いずれも食感や風味が落ちている可能性大。ズッキーニは真夏の暑さが苦手で枯れてしまうのですが、植え直せば比較的早く実り、秋の収穫期を迎えます。最近、店頭でも見かける黄ズッキーニは、より柔らかくてみずみずしく生食に最適。緑のズッキーニも薄くスライスすれば、生でもおいしく食べられます。

処理法

TIPS 流水でサッと洗ったら、捨てるのはヘタと花落ち部分(お尻)だけ。皮も柔らかいので、むく必要はありません。

保存法

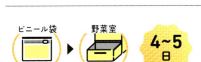

- しなびないようビニール袋に入れて野菜室へ。

使いかけ

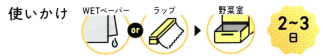

- 乾燥しないように濡らしたペーパーもしくはラップで包んで野菜室へ。

農家だから知っている！ おいしい野菜の食べ方

ズッキーニの中華風肉あんかけ

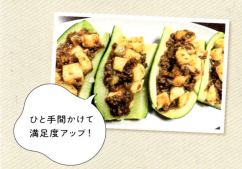

ワタで肉あんを作れば、ズッキーニが主役級に大変身。ズッキーニのワタをくり抜いて細かいさいの目切りにしたら、ごま油を熱したフライパンで挽き肉と炒め合わせ、中華風に調味して肉あんを作ります。残りのズッキーニをサッと茹でて皿に並べ、肉あんをかけます。

> ひと手間かけて満足度アップ！

ズッキーニのソテー

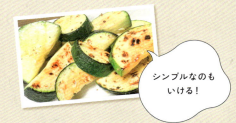

少し焦げ目が付くくらいまで焼くと、香ばしくジューシーに。油と相性よしのズッキーニは、ただ油でソテーするだけでもおいしく食べられます。お好みでハーブソルトをふっても◎

> シンプルなのもいける！

じゃがいも

ナス科ナス属

旬 初夏（5〜6月） 秋（10〜11月）
コロッと小さくてみずみずしい新じゃがいもは5〜6月、ゴロッと大きなじゃがいもは10〜11月が旬。品種によって食感や加工のしやすさが違います。

栄養 ビタミンC㊅ カリウム㊅ ビタミンB6㊅ ビタミンB3㊅ 食物繊維㊅㊉ 銅㊊ など

選び方

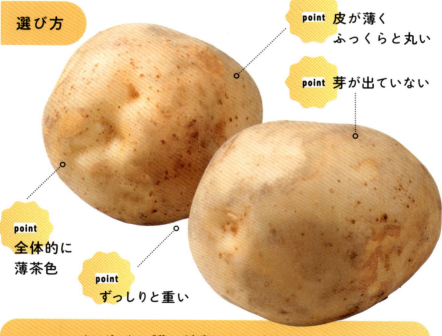

- point 皮が薄くふっくらと丸い
- point 芽が出ていない
- point 全体的に薄茶色
- point ずっしりと重い

じゃがいもの「芽」が有毒なのはよく知られていると思いますが、実は「緑色に変色した皮」にも同じソラニンという毒素が含まれています。よく見て皮全体が薄茶色のものを選びましょう。形がふっくらと丸いのが、おいしいじゃがいもの目安です。皮にシワが寄っているのは鮮度が低く、ごつごつ、でこぼこしすぎているものは生育不良のサイン。いずれも食感や味わいが劣化しているので避けてください。

処理法

 TIPS
たわしでよく水洗いして泥を落とします。特に芽のまわりは念入りに。有毒物質を含む芽は包丁の角などでくり抜きます。じゃがいもの栄養素を丸ごと摂取するなら、皮はむきません。

よく洗い、小さいじゃがいもは丸ごと、大きいじゃがいもは食べやすい大きさに切って（ともに約550g）耐熱容器に入れ、ふんわりとラップをかけて電子レンジ（500W）で約6分半。

保存法

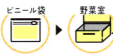 ビニール袋 ▶ 野菜室　2〜3ヶ月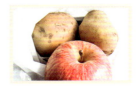
- りんごと一緒にビニール袋に入れて保存すると芽が出にくくなります。

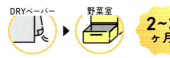 DRYペーパー ▶ 野菜室　2〜3ヶ月
- 湿気に弱いので乾いたペーパーで包んで野菜室へ。

DRYペーパー ▶ 室温15℃　2〜3ヶ月
- 風通しのいい冷暗所なら冷蔵庫に入れなくても OK。

農家だから知っている！ おいしい野菜の食べ方

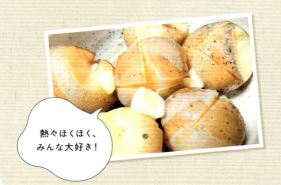

熱々ほくほく、みんな大好き！

じゃがバター

新じゃがをシンプルに味わうなら定番のこれ！ 皮はむかず、竹ぐしや楊枝がスッと通るまで電子レンジで加熱、もしくは蒸したらバターをのせるだけです。もちろん新じゃがでなくてもOK。大きいものは、皮付きのまま食べやすい大きさに切ってから同様に加熱します。

043

じゃがいも品種マップ

「男爵」「メークイン」などおなじみの品種に加えて、近年は「きたあかり」「インカのめざめ」といった目新しい品種も見かけるようになっています。それぞれの食感や使い勝手をまとめたものがこちら。用途によって品種を使い分ければ、もう「煮崩れちゃった……」「食感が料理に合わなかった……」なんて失敗はありません。

もっとおいしく食べて！

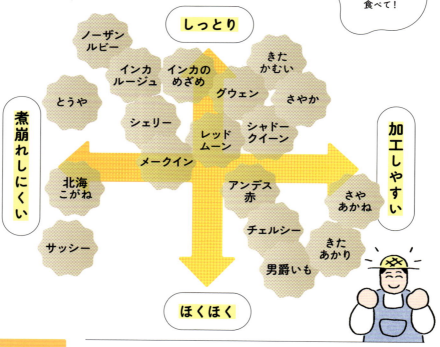

料理に合わせて品種を選ぶポイント

- 煮崩れしにくい＆しっとり食感のじゃがいも
  →カレーなど煮込み料理に
- 煮崩れしにくい＆ほくほく食感のじゃがいも
  →肉じゃがなど煮ものに
- 加工しやすい＆しっとり食感のじゃがいも
  →ポテトサラダなど、つぶしてしっとりさせたい料理に
- 加工しやすい＆ほくほく食感のじゃがいも
  →コロッケなど、つぶしてほくほくさせたい料理に

さやえんどう

マメ科エンドウ属

旬 夏（5〜6月）

栄養 ビタミンC㊇　βカロテン㊛　食物繊維㊇㊨　ビタミンK㊛　ビタミンB1㊇　など

選び方

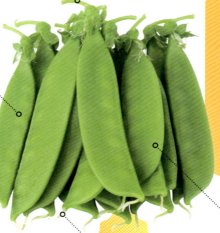

- **point** ヘタがピンとしている
- **point** 豆が小さい
- **point** お尻のヒゲが白くピンとしている
- **point** ハリ・ツヤがあってきれいな薄緑色

さやごと食べるので、ごく若いものを選ぶのがコツです。豆のふくらみが大きすぎるのは、さやえんどうとしては育ちすぎなので避け、表面の色ツヤ、ヒゲ、ヘタ、どれを取っても元気そうなものを選びましょう。まとめてサッと茹でておいて、煮ものや肉じゃがなど料理の彩りに。

処理法

指でヘタを折って筋を取り除き、沸騰したお湯に入れて約30秒。茹ですぎるとビタミンCが流出し、シャキシャキ食感も失われてしまいます。

保存法

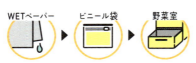

WETペーパー ▶ ビニール袋 ▶ 野菜室　3〜4日

- 乾燥に弱いので濡らしたペーパーで包んでビニール袋に。

きゅうり

ウリ科キュウリ属

旬	**夏（6〜8月）** 日照時間が長い夏は、きゅうりが活発に光合成し、青々としておいしくなる季節。発汗により失われるカリウムを多く含むため、暑い時期は自然と体が欲します。
栄養	ビタミンK㊗　カリウム㊌　ビタミンC㊌　銅㊺　モリブデン㊺ など
選び方	

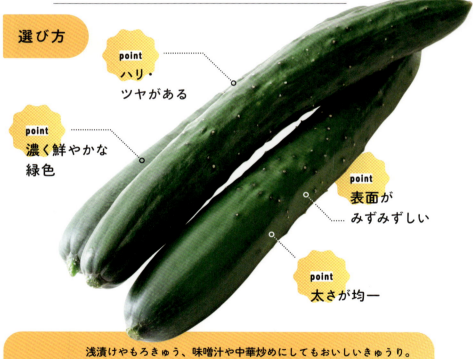

- **point** ハリ・ツヤがある
- **point** 濃く鮮やかな緑色
- **point** 表面がみずみずしい
- **point** 太さが均一

浅漬けやもろきゅう、味噌汁や中華炒めにしてもおいしいきゅうり。まず「太さ」をチェックしましょう。曲がっていてもいいのですが、太さが均一でないものは生育不良で栄養が行き渡っておらず、身にスが入っているなど食感や風味がよくない可能性大。「イボイボが尖っているものがいい」というのも見極め方の1つではありますが、イボがない品種もあるので一概には言えません。

処理法

TIPS

新鮮なきゅうりは、そのままで十分おいしいです。私は、よく食前に丸ごとかじっています。それだけで少しおなかがふくれるので、食べすぎの抑制にも。

しなびてしまったきゅうりは、両端を切り落として2等分し、密閉ビニール袋に入れ、全体が浸かるまで水を注ぎ、びっちり閉じて冷蔵庫に一晩置くと蘇ります。ただし中がスカスカになったきゅうりを蘇らせることはできません。

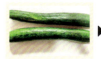
しなびたきゅうりを…

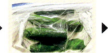
一晩、水に浸すと…

またみずみずしく！

保存法

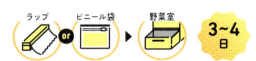

ラップ or ビニール袋 ▶ 野菜室　3〜4日

● 乾燥しないようラップでびっちり包むか、密閉ビニール袋に入れて野菜室へ。

農家だから知っている！ おいしい野菜の食べ方

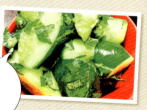

〈青じそと合わせて香り高く！〉

やみつききゅうり

きゅうりと青じそは相性よし。きゅうりを塩もみ、もしくは浅漬けの素で漬けて、荒く刻んだしそとあえます。きゅうりに味噌を添えただけの「もろきゅう」も、よく我が家の食卓に上ります。

きゅうりの味噌汁

「きゅうりを味噌汁に!?」と思ったかもしれませんが、それがおいしいのです。ぜひ一度お試しを。なすやみょうがなど、ほかの夏野菜を加えても◎

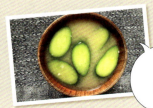

〈夏野菜の新しい楽しみ方！〉

つるむらさき

ツルムラサキ科 ツルムラサキ属

旬 夏（6〜8月）

栄養 βカロテン�脂　ビタミンK�脂　カルシウム㊷無　マグネシウム㊡水　ビタミンC㊡水 など

選び方

point 濃くて鮮やかな緑色

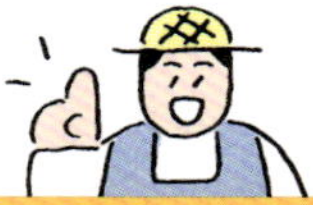

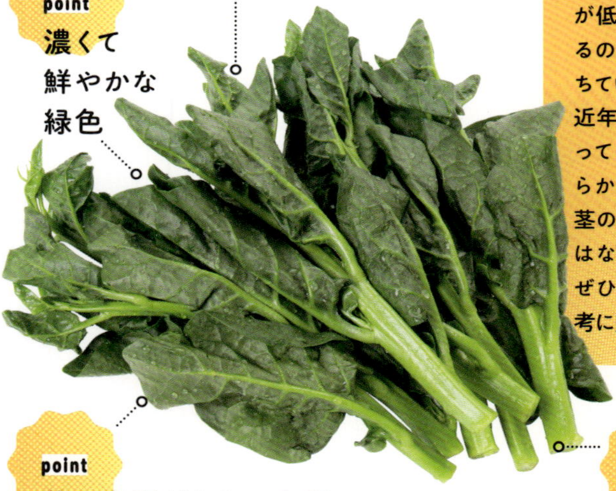

point 葉先がピンとしている

point 葉に光沢があり、肉厚

point 切り口が新鮮

葉先がしなびているもの、切り口が変色しているものは鮮度が低いサイン。葉が大きすぎるのは育ちすぎで、風味が落ちている可能性が高いでしょう。近年は店頭であまり見なくなってしまいましたが、肉厚で柔らかい葉、少し粘り気のある茎の食感は、ほかの葉野菜にはない魅力。もし見かけたら、ぜひここで挙げた選び方を参考に買ってみてください。

処理法

なるべく水溶性の栄養素が流出しないよう、サッと茹でます。切らずに、沸騰したお湯に茎だけを入れて30秒、さらに葉まで入れて30秒茹で、氷水で冷やしておひたしに。アクが強く、電子レンジと水洗いではアク抜きしきれないので、おすすめしません。

保存法

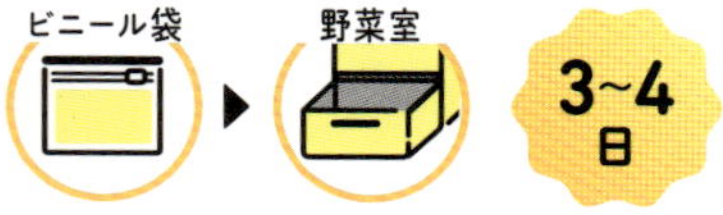

ビニール袋 ▶ 野菜室　3〜4日

● 茹でたつるむらさきの場合は密閉ビニール袋や密閉プラスチック容器に入れ、冷蔵室で2〜3日。

モロヘイヤ

アオイ科ツナソ属

旬 夏（6〜9月）

栄養 βカロテン�脂　ビタミンC㊌　ビタミンE�脂　ビタミンK�脂　葉酸㊌　カルシウム㊎　食物繊維㊌㊍　など

選び方

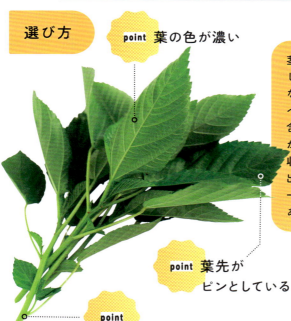

point 葉の色が濃い

point 葉先がピンとしている

point 茎が柔らかい

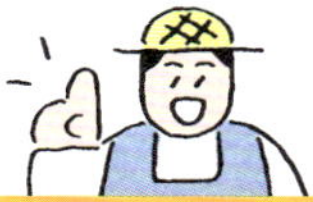

> 茎が硬くなりやすいので、少し茎に触れてみて柔らかそうなものを選びましょう。モロヘイヤの種やサヤには毒素が含まれているため、農家は花が咲き出したら大事をとって収穫を止めます。まず店頭に出ないとは思いますが、万が一、花が咲きかけているのがあったら避けてください。

処理法

茎の下のほうの硬い部分を2〜3cm切り落とし、沸騰したお湯に、まず茎だけを入れて30秒、さらに葉まで入れて20〜30秒茹で、氷水で冷やしておひたしに。電子レンジと水洗いではアク抜きしきれないので、おすすめしません。

保存法

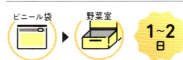

ビニール袋 ▶ 野菜室　1〜2日

- 茹でたものなら冷凍保存も可能。さっと茹で、粗熱が取れたら密閉ビニール袋もしくは密閉プラスチック容器に入れて冷凍庫で3〜4週間。

なす

ナス科ナス属

旬 夏（6〜9月）

特に旬の季節にはさまざまな品種が店頭に並びます。長なすや米なすは油で、ふわとろ長なすは直火で調理、水なすは浅漬けにとバリエーション豊かに楽しめます。

栄養 ビタミンE㊙　食物繊維㊗㊖　葉酸㊗　カリウム㊗　ナスニン㊗　クロロゲン酸㊗ など

選び方

point：ハリ・ツヤがあり、色ムラがない

point：ヘタのキワの身に白い部分がある

point：ヘタのトゲが鋭い

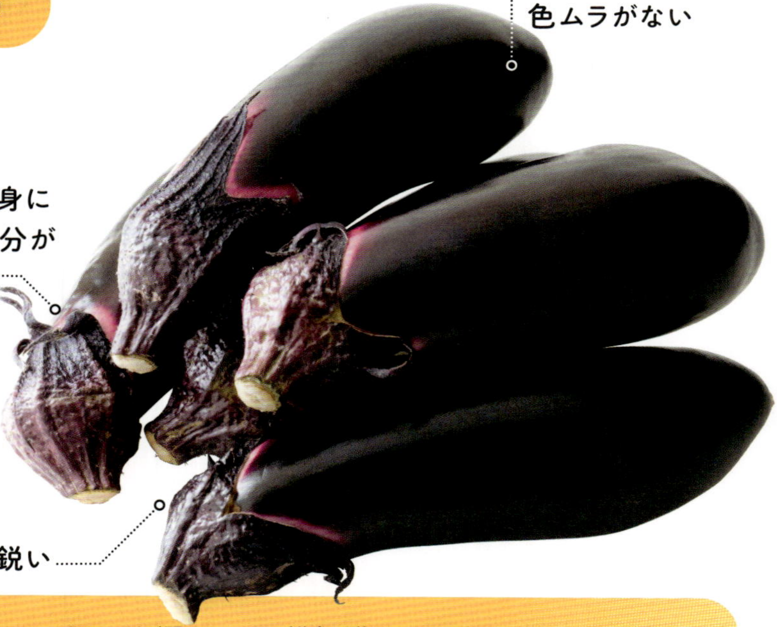

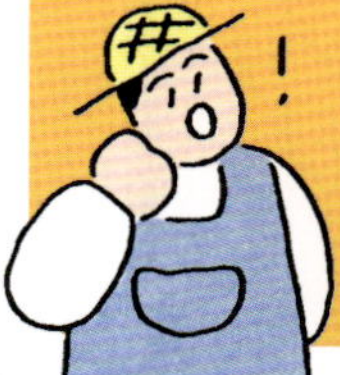

ヘタのトゲが弱々しいのは鮮度が落ちているサイン。ところどころ紫色が薄いなど色ムラがあるものは、生育不良で栄養価的に劣っている可能性が高いでしょう。ヘタのキワの身に白い部分があるのは、夜間に成長したところが、まだ日焼けしていないうちに収穫された「朝採れなす」ということ。なすは夜の間に成長して栄養を蓄え、日中は光合成に養分が使われてしまうため、朝採れなすのほうが栄養価が高くおいしいのです。

処理法

 ヘタの下に包丁を入れ、えんぴつを削るようにそぎ切ります。

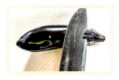

TIPS

ナスニンなどの栄養素を損ねないよう、皮ごと料理します。
油で焼く前に塩水に10分ほど浸すと、油を吸いにくくなってカロリーを抑制できます。
味噌汁が黒っぽくなるのを防ぐには、茹でる前になすの皮に薄く油を塗っておくと色止めになります。
新鮮ななすはアクが少ないですが、気になるようなら10分ほど水に浸してアク抜きを。
なすがしなびてしまったら、ヘタを取って丸ごとボウルなどに入れ、かぶるくらいの水に浸して冷蔵庫で5時間ほど置きます。

保存法

 ラップ ▶ 野菜室　3〜4日

● しなびないよう、個別にラップで包んで野菜室へ。

農家だから知っている！ おいしい野菜の食べ方

ふわとろ長なすのグリル

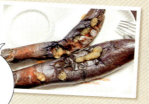

皮の下のとろとろの身を楽しんで！

身が柔らかくて甘味が強く、その品種名のとおり、ふわふわ、とろとろ！　ふわとろ長なすを魚焼きグリルに並べ、皮が少しはじけるまで焼くだけです。

なすキムチ

生のなすのシャキシャキ食感がたまりません。食べやすい大きさに切ったなすを、青じそ、みょうが、白炒りごまとともに市販のキムチの素で漬けるだけ。

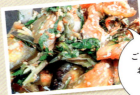

ごはんのお供に！
おつまみにも！

とうもろこし

イネ科トウモロコシ属

| 旬 | 夏 (7〜8月) | とうもろこしは夏だけの楽しみ。「とうもろこしの糖度は収穫後1日に1度落ちる」と言われるほど"鮮度命！"の野菜なので、買ってきたらすぐに火を通しましょう。 |

栄養 ビタミンB1 水　ビタミンB2 水　ビタミンB6 水　カリウム 水　リン 無　など

選び方

- **point** 皮がきれいな薄緑色でみずみずしい
- **point** 切り口が新鮮
- **point** ひげが焦げ茶で新鮮

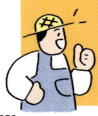

皮が乾燥しているものは収穫から一定時間が経っている可能性大。ひげが青々としているのは、熟しきらないうちに収穫されたサインです。農家はひげが焦げ茶になったら収穫しますが、もし青々としているものを見かけても選ばないようにしましょう。また、とうもろこしは寒暖差のある環境で育てられたほうが甘くなるため、産地が日中は暑く、夜は寒い地域かどうかを見るのも手です。

処理法

 皮が付いたままのとうもろこし3本を電子レンジ（500W）で5〜6分。少し冷ましてから、茎の根本から1cmくらいのところに切り込みを入れて皮を引っ張るとスルッと簡単にむけます。

 薄く水を張ったフライパンに皮をむいたとうもろこしを入れ、ふたをして火にかけ、沸騰してから7〜8分。

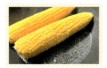

TIPS とうもろこしの粒を包丁でこそげ取ると、根元に詰まっている栄養を捨てることに！ 加熱後、スプーンなどの柄で粒をくり抜くようにすると、根元から簡単に取れます。

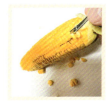

保存法

  なるべく早く！

● 加熱してすぐに食べるのがベストですが、加熱後のものを冷蔵保存するのも可能。乾燥して実にシワが寄らないよう、粗熱が取れたらラップでびっちり包んで冷蔵室へ。

冷凍する場合は……   **3〜4週間**

● すぐに調理できないときは、皮をむいてラップでびっちり包んで冷凍室へ。

 農家だから知っている！ おいしい野菜の食べ方

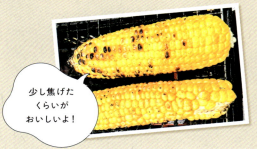

少し焦げたくらいがおいしいよ！

焼きとうもろこし

蒸したてとうもろこしもおいしいのですが、もうひと手間加え、魚焼きグリルで表面に少し焦げ目が付くくらい焼きます。好みでしょうゆや溶かしバターをかければ、いっそう香ばしく。

ピーマン／パプリカ

> ナス科トウガラシ属

旬 夏（7〜8月）

中南米原産のピーマンは、暑い季節こそ栄養を蓄え、甘くなります。いつでも手に入りますが、バテやすい夏こそたくさん食べて元気に乗り切りましょう。

栄養 ビタミンC㈬　βカロテン㈭　ビタミンE㈭
クエルシトリン㈬（ピーマン）　クロロフィル㈭（ピーマン）など

選び方

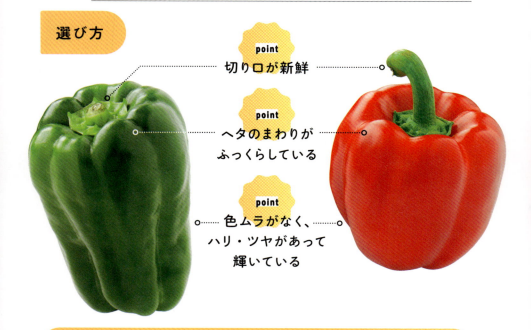

- **point** 切り口が新鮮
- **point** ヘタのまわりがふっくらしている
- **point** 色ムラがなく、ハリ・ツヤがあって輝いている

ヘタのまわりが痩せているもの、ところどころ白っぽく色ムラがあるものは生育不良のサインです。ただし茶色っぽく変色している部分があるピーマンは、熟している途中ということ。そこからさらに黄色や赤に完熟するにつれて甘みが増し、ビタミンCやカロテンなど栄養価も上がります。パプリカは手に取ったときに重みを感じれば、肉厚でみずみずしい証です。

処理法

輪切りなど繊維を断つ切り方だと、苦み成分が染み出て苦みが強くなります。繊維に沿うようにして切ると苦みが出にくくなり、お子さんなどでも比較的食べやすくなるでしょう。

TIPS

ヘタを親指でぐっと押し込むとワタがパコッと簡単に取れます。ただしワタにも栄養が詰まっています。ワタごと食べるなら煮浸しがおすすめ。パプリカは種が硬くて食べづらいので取り除きます。
しなびてしまったピーマンは、ワタを取り除いてボウルなどに入れ、かぶるくらいの水に浸して冷蔵庫で一晩置きます。

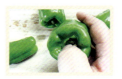

保存法

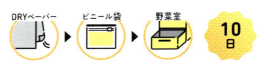

DRYペーパー → ビニール袋 → 野菜室　10日

- ワタは傷みやすいので、取り除いてから冷蔵保存。
- 果肉同士が触れている箇所が傷みやすいです。個別に乾いたペーパーで包み、まとめてビニール袋に入れて野菜室へ。

農家だから知っている！ おいしい野菜の食べ方

ピーマンの丸ごと煮浸し

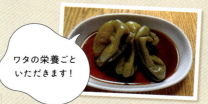

「ワタの栄養ごといただきます！」

ピーマンをワタごと食べるなら、これが一番！ 煮ることでワタまで柔らかくなり、さらにタレが染みて種の食感もほとんど気になりません。

パプリカのピクルス

ビタミンカラーが鮮やかなピクルス。パプリカはすぐに漬かるので、冷蔵庫に入れて数時間後には食べごろになります。もちろん、酢漬けなので長持ち。

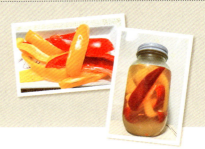

トマト

（ナス科ナス属）

旬 夏（7〜8月）

夏の太陽を浴びて真っ赤に熟すトマト。「トマトが赤くなると医者が青くなる」と言われるほど栄養価が高く、健康効果が期待できる野菜です。

栄養 リコピン㊗　βカロテン㊗　ビタミンC㊄　カリウム㊄　ビタミンE㊗　GABA㊄ など

選び方

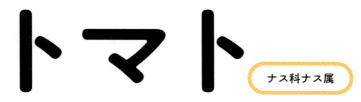

- point ヘタがピンとしている
- point ヘタのキワまで赤くふっくらしている
- point 色が濃く、ハリ・ツヤがある
- point スターマークがはっきり出ている

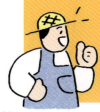

「スターマーク」とは、トマトのお尻部分から放射状に浮き出ている白い筋のこと。これがはっきり現れているのは完熟と高糖度の証です。ちなみにトマトは追熟が可能。追熟により特に糖度が上がるわけではありませんが、よりみずみずしく柔らかくなります。農家は搬送中の破裂を防ぐため、追熟後に店頭に並ぶことを見越してヘタのまわりがまだ少し青い完熟前のトマトを出荷します。

処理法

 TIPS 洗うときは、小さな虫や汚れが溜まりやすいヘタのまわりを念入りに。

 スターマークの白い筋の間に包丁を入れると、切ったときに種が飛び出しにくくなります。

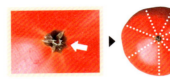

少し盛り上がっている白い筋の間に包丁を入れます

 焼く、茹でる、煮るなど加熱するとトマトの細胞が壊れて甘みが増し、栄養の吸収もよくなります。茹でる場合は水溶性栄養素が失われすぎないよう、汁ごと食べるスープや味噌汁に。

保存法

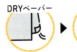 DRYペーパー ▶ ビニール袋 ▶ 野菜室　 1週間

● ヘタを下向きにして野菜室へ。また、ボウルなどに入れて水に浸した状態で保存するとさらに長持ち。水は2〜3日ごとに取り替えます。

農家だから知っている！ おいしい野菜の食べ方

ミニトマトの味噌汁

玉ねぎやオクラも合いそう！

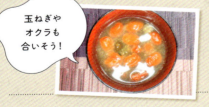

とろとろになったトマトの酸味が味噌のまろやかなコクと合わさった意外なおいしさ。なすやなめこなどほかの具材を入れても◎

ミニトマトのチーズ焼き

我が家では定番の野菜のチーズ焼きをミニトマトで。焼きたては熱々ジューシー！トマトは加熱すると酸味のカドが取れますが、特に焼くと甘みが強くなります。

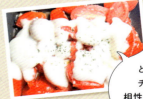

とろ〜りチーズと相性バツグン！

ゴーヤ

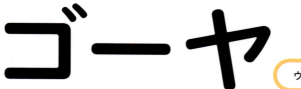

ウリ科ツルレイシ属

| 旬 | 夏（7〜8月） | ゴーヤは盛夏の野菜の代表格。収穫は9月を過ぎてもできるのですが、一番パワフルでおいしくなるのはやはりもっとも暑い7〜8月です。 |

栄養 ビタミンC㊍　カリウム㊍　食物繊維㊍㊝　葉酸㊍　ビタミンE㊛　など

選び方

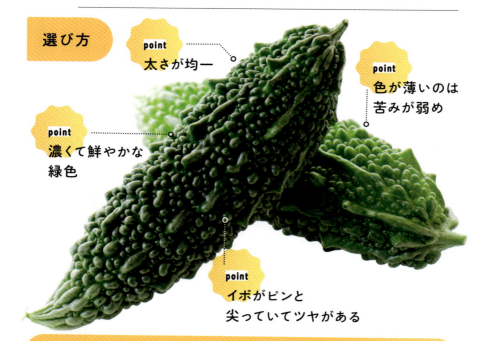

- **point** 太さが均一
- **point** 色が薄いのは苦みが弱め
- **point** 濃くて鮮やかな緑色
- **point** イボがピンと尖っていてツヤがある

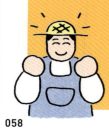

夏の盛りのゴーヤは、店頭でも見るからに元気なものが多いはずですが、もしイボがしなびているものや、色がくすんでいるものがあったら避けてください。太さが均一でないものは生育不良です。そしてゴーヤといえば、あの苦みが特徴であり最大の魅力。盛んに光合成して色が濃くなるほどに苦み成分が多くなります。苦みがあまり強くないほうがいい場合は、色が比較的薄いものを選ぶといいでしょう。

処理法

ゴーヤの栄養価の鍵は苦み成分にあると言えるので水にさらさず、苦みもゴーヤの味わいの1つとして楽しんでほしいです。栄養価を保って苦みを和らげたいときは、切った後に少量の砂糖でもむ、もしくはいったん冷凍してから料理に使います。

保存法

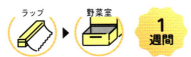

ラップ ▶ 野菜室 ／ 1週間

● 洗わずにワタと種を取り、空気に触れないようにラップでぴっちり包んで野菜室へ。

使いかけ

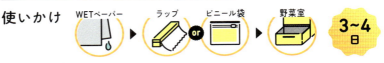

WETペーパー ▶ ラップ or ビニール袋 ▶ 野菜室 ／ 3〜4日

● 乾燥対策のため濡らしたペーパーに包みます。

冷凍する場合は……

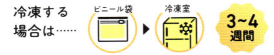

ビニール袋 ▶ 冷凍室 ／ 3〜4週間

● ワタと種を取り、半月切りにしてから冷凍すると、そのまま料理できて便利。

農家だから知っている！おいしい野菜の食べ方

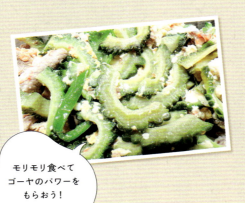

ゴーヤたっぷりチャンプルー

ゴーヤといえば沖縄の定番料理、ゴーヤチャンプルーは外せません。ゴーヤの苦みと卵がベストマッチ。食感が残っていたほうがおいしく、栄養素の熱劣化も抑えられるので、ゴーヤは油がまわって少ししんなりする程度に炒めます。仕上げにかつお節をたっぷりかけても。

> モリモリ食べてゴーヤのパワーをもらおう！

えだ豆

マメ科ダイズ属

旬 夏（7〜8月）

夏に旬を迎えるえだ豆は、秋ごろに熟成する大豆を若採りしたもの。成熟する前の豆のプリッとした食感と青々しい甘みが魅力です。

栄養 たんぱく質　イソフラボン㊅　サポニン㊅　葉酸㊅　食物繊維㊅㊥ など

選び方

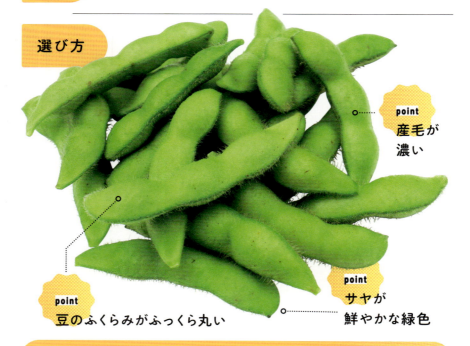

point 産毛が濃い

point サヤが鮮やかな緑色

point 豆のふくらみがふっくら丸い

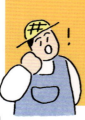

えだ豆は「畑から台所へ直行して！」と言いたいくらい"鮮度命"の野菜の1つ。店頭でもなるべく鮮度の高いものを選んで、できるだけ採れたてに近いおいしさを楽しみましょう。産毛が少ないものや、茶色や黒っぽく変色しているものは鮮度が落ちているサイン。また、枝が付いたままのほうが鮮度は保たれやすいので、もし枝付きのえだ豆があったら、ぜひ迷わず選んでほしいです。

処理法

塩蒸し焼きは茹でるよりも味わいがギュッと凝縮するのでおすすめの加熱法。フライパンに薄く水を張り、よく塩もみして産毛や汚れごと洗い流したえだ豆と塩少々を入れ、ふたをして中火にかけます。沸騰してから約4分。

保存法

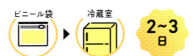

ビニール袋 ▶ 冷蔵室　2〜3日

- 買ってきてすぐに加熱し、粗熱が取れたら密閉ビニール袋もしくは密閉プラスチック容器に入れて冷蔵室へ。なるべく早く食べましょう。

冷凍する場合は……

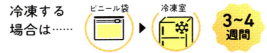

ビニール袋 ▶ 冷凍室　3〜4週間

- 買ってきてすぐに加熱し、粗熱が取れたら密閉ビニール袋に入れて冷凍室へ。

農家だから知っている！ おいしい野菜の食べ方

蒸したてえだ豆

プリッとふっくら仕上がるよ！

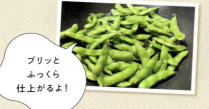

旬のえだ豆の塩蒸し焼きは、茹でるよりも味が凝縮されて格別です。最初に塩もみすることで、仕上がりの色味も鮮やかになります。フライパンでほかほかに蒸したら、すぐにお皿に盛って食卓へ。

やみつきえだ豆

蒸したてを食べないときは、少しアレンジを加えて、手が止まらなくなる"やみつきえだ豆"に。にんにく、しょうが、長ねぎ、青じそを細かく刻み、塩蒸し焼きしたえだ豆、しょうゆとともに保存容器に入れて冷蔵庫で一晩置きます。

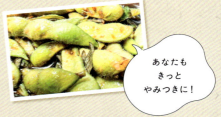

あなたもきっとやみつきに！

オクラ

アオイ科トロロアオイ属

旬　夏（7〜9月）

サクサク食感とネバネバ食感を両方とも楽しめるオクラ。店頭では通年見かけますが、秋に近づくと繊維が硬いものが増えてくるので旬の夏の間に楽しみましょう。

栄養

ビタミンK(脂)　葉酸(水)　ビタミンE(脂)　食物繊維(水)(不)
マグネシウム(水)　ビタミンB1(水)　βカロテン(脂)　カリウム(水)など

選び方

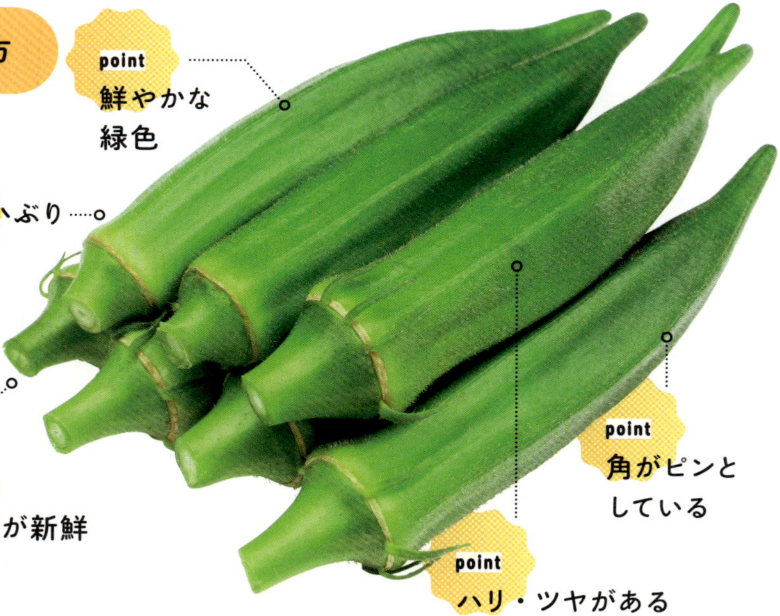
point 鮮やかな緑色
point 小ぶり
point 切り口が新鮮
point 角がピンとしている
point ハリ・ツヤがある

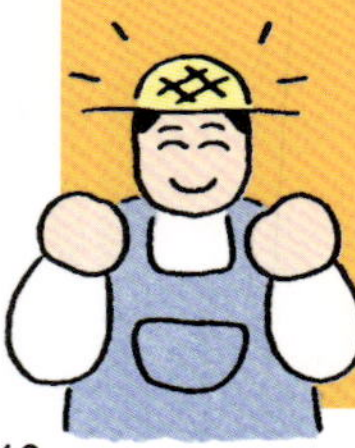

大きいのは育ちすぎで、硬い繊維質で食感が悪くなっているので、小ぶりで柔らかそうなものを選んでください。ヘタの切り口が黒ずんでいるもの、角が鋭角でないものは鮮度が低いサインです。表面の産毛は取らなくても問題なく食べられますが、取ったほうが食感はよくなります。また、小ぶりで柔らかいものは生でも食べられます。細かく刻んで納豆と混ぜたり、ごはんにのせても◎

処理法

 TIPS 板ずりが定番ですが、ネットに入れたまま流水に当てながら手でもむようにすると、簡単に産毛が取れます。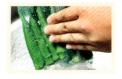

 水溶性の栄養素を損ねないためには、産毛を洗い流してガクをクルリとむき取ったオクラ約80gを耐熱容器に入れ、ふんわりとラップをかけて電子レンジ（500W）で約1分半。

 茹でる場合は、なるべく水溶性の栄養素が流出しないよう丸ごとサッと茹でます。沸騰したお湯で1分半〜2分。

保存法

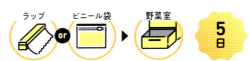

ラップ or ビニール袋 ▶ 野菜室　**5日**

● ラップで包むか密閉ビニール袋に入れて野菜室へ。なるべく早く食べましょう。

冷凍する場合は……   **3〜4週間**

ビニール袋 ▶ 冷凍室

● 加熱してから冷凍します。

 農家だから知っている！ おいしい野菜の食べ方

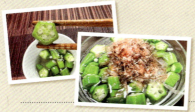

水オクラ

保存容器に小口切りにした生のオクラ、かぶるくらいの水を入れ、ふたをして冷蔵庫へ。食べるときに好みでかつお節としょうゆをかけます。

オクラとこんにゃくの味噌炒め

炒めてもよしのオクラとこんにゃくをごま油で香りよく炒めたら、味噌ベースの甘辛いタレで仕上げます。

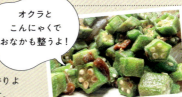

オクラとこんにゃくでおなかも整うよ！

かぼちゃ

ウリ科カボチャ属

旬 夏（7～9月）

煮ても焼いても優しい甘みが楽しめるかぼちゃ。非常に栄養価が高く、無病息災の願いから12月の冬至に食べる風習がありますが、旬は夏です。

栄養 βカロテン�脂　カリウム㊌　ビタミンC㊌
ビタミンE�脂　食物繊維㊌㊥ など

選び方

point ヘタのまわりがへこんでいる

point ヘタが乾いている

point 皮がオレンジ色になっている

point 皮が薄く、身との境界線がはっきりしている

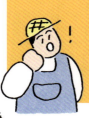

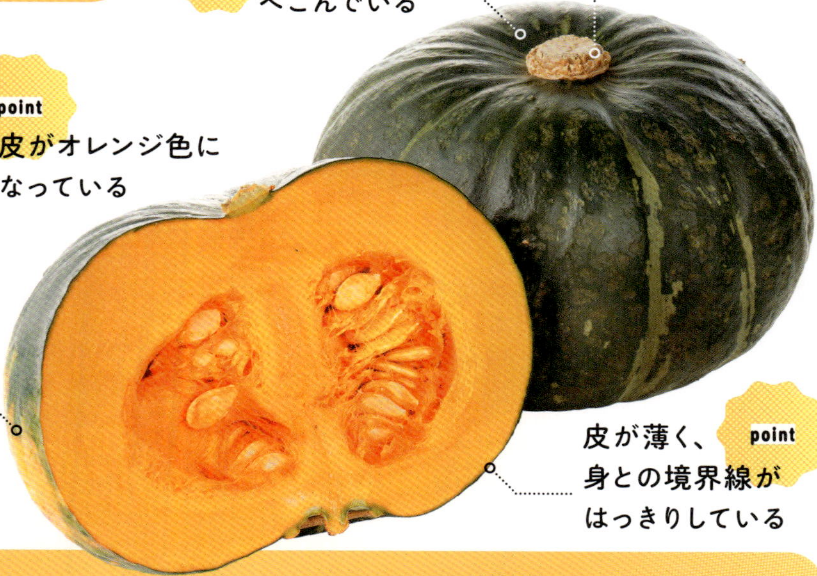

かぼちゃは熟すほどに皮が薄くなるので、皮の緑色と身のオレンジ色がぼやけているのは熟していないサインです。丸ごとのかぼちゃを買うときはヘタ、皮の色をチェック。ヘタが乾いていて、まわりがへこんでいるもの、さらには皮がオレンジ色になっているものは十分に甘く熟しています。かぼちゃは追熟できるので、万が一、店頭に熟しているものがなかったら、自宅の冷暗所に置いて熟すまで待つのも手です。

処理法

かぼちゃ1個(約2kg)を丸ごとラップで包み、電子レンジ(500W)で約10分。レンジから取り出したら、まずヘタを四角く切り取り、切り口から包丁を入れると簡単に切り分けられます。そこから料理に合わせた大きさに切って煮ものや天ぷらに。

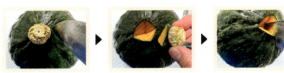

表面が少し柔らかくなり、すんなりと包丁が入ります

TIPS

ワタも栄養価が高いので、種だけ取り除いてワタごと料理。種はよく洗って2～3日ほど乾かしたら、少し色付くまでフライパンで煎り、冷めてから外皮をむけば、おいしくて栄養満点のおやつ・おつまみに。少しむきづらいのですが、外皮の尖っている部分をハサミで切り落としてから周囲を切り取り、中の種を取り出します。

保存法

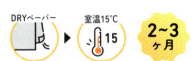

- 丸ごとのかぼちゃは乾いたペーパーで包んで風通しのいい冷暗所で保管。かぼちゃは湿気に弱く、湿度が高い環境だと腐ってしまうので要注意です。

使いかけ（カットかぼちゃ）

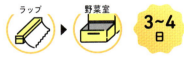

- ワタと種を取り除き、ラップでぴっちり包んで野菜室へ。

農家だから知っている！ おいしい野菜の食べ方

かぼちゃのグリル

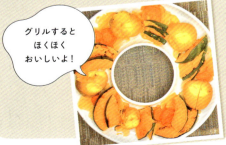

「グリルするとほくほくおいしいよ！」

旬を迎えたかぼちゃを、ほかの夏野菜などと一緒にグリル。仕上げにりんご酢もしくはバルサミコ酢をかけると野菜の甘みにほどよい酸味が加わり、いくらでも食べられます。

にんにく

ヒガンバナ科ネギ属

旬 夏（5〜7月）

栄養 カリウム㊍　ビタミンB6㊍　ビタミンC㊍　硫化アリル㊍　スコルジニン㊛　リン㊓　など

選び方

point 皮にハリ・ツヤがある

point 一片一片がしっかりくっついている

point 全体的にきれいな乳白色

薬味や香り付けに欠かせないにんにく。どれを選んでも同じと思われがちですが、もちろん「旬」も「選び方」もあります。まず、芽が出ていないか、手に持った感じがスカスカでないかをチェック。皮の表面は乾燥していますが、ハリ・ツヤがあってツルリとしているのがおいしい証。また、一片一片が離れているのは乾燥して鮮度が落ちているサインなので避けましょう。

処理法

みじん切り、すりおろしなど細かくするほど香りが強くなります。芽を取り除くのは、熱した油に香りを付けるときなどに焦げやすいため。毒性はないので取り除かずに料理してもOK。

保存法

 DRYペーパー → ビニール袋 → 野菜室　 1ヶ月

- 皮はむかずに乾いたペーパーに包みます。
- ネットに入れて、15℃くらいの風通しのいい場所に吊るしておいてもOK。

冷凍する場合は……　 ビニール袋 → 冷凍室　 1ヶ月

- 皮付きのまま一片ずつに分けて冷凍しておくと、料理に使いやすくて便利。

しょうが

ショウガ科ショウガ属

旬 夏（6〜8月）

栄養 ジンゲロール（ショウガオール）脂
カリウム水　マグネシウム水
ビタミンB6水 など

選び方

- **point** ふっくらしていてハリ・ツヤがある
- **point** 色ムラや黒ずみがない
- **point** シマ模様が等間隔

今まで何気なく買ってきたかもしれませんが、シマ模様が等間隔なしょうがは栄養や水分を適切に与えられ、虫や病気の害もなく健康に育ってきた証。味も香りもいいと見ていいでしょう。生の薬味としても優秀なしょうがですが、熱を加えることで脂肪燃焼や抗酸化作用が期待できるショウガオールが10倍にもなると言われています。

処理法

千切りや薄切りにして魚の煮付けなどに使うときは、皮をむかないほうがしょうがの香りが強くなって臭み消しに効果的。すりおろすときは、皮をむいたほうが食感の邪魔になりません。

TIPS

すりおろすときは、おろし金にクッキングシートやアルミホイルを敷いておくと、しょうがの繊維があまり残らず、洗いやすくなります。

保存法

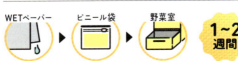

WETペーパー ▶ ビニール袋 ▶ 野菜室　1〜2週間

- 丸ごと水に浸した状態だと保存期間は1ヶ月ほど。水は1週間ごとに取り替えます。よく洗ったしょうがを市販のらっきょう酢に漬け、冷蔵室で10〜14日置いた「酢しょうが」なら1年ほど保存可能。たくさん作っておくと、いつでも料理に使えて便利。

きくらげ

キクラゲ科キクラゲ属

旬 夏（6〜9月）

栄養 食物繊維㊌㊍ ビタミンD㊛ カルシウム㊌ カリウム㊌ 鉄㊌ など

選び方

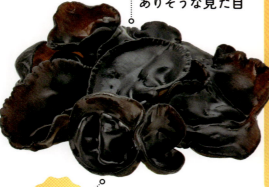

point 肉厚で、弾力がありそうな見た目

point 光沢がある

自生している生きくらげを採取するのが通常でしたが、近年では菌床栽培が一般的になってきたことで生産者が増え、店頭でもよく見るようになっています。コリコリしている乾燥きくらげと違い、生きくらげはみずみずしく、プリプリとした食感が魅力。選び方は、ごくシンプルです。プリプリ食感の元は肉厚で弾力があることなので、ヒラヒラと薄っぺらいものは選ばないようにしましょう。

処理法

 流水で洗い、石づきが付いていたら切り落とします。

 生食はできないので、サッと湯通し。炒めものにする場合は生から調理してもOK。

保存法

 WETペーパー ▶ ビニール袋 ▶ 冷蔵室 2〜3日

● 冷凍保存も可能。食べやすい大きさに切り、密閉ビニール袋に小分けにして冷凍しておくと、解凍せずに料理に使えて便利です。

みょうが

ショウガ科ショウガ属

旬 夏（6〜10月）

栄養 カリウム㊌ 食物繊維㊌㊍ アントシアニン㊌ αピネン㊛ など

選び方

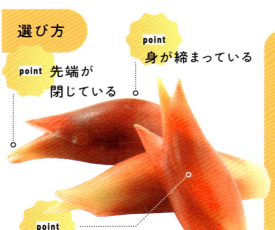

- **point** 先端が閉じている
- **point** 身が締まっている
- **point** 鮮やかな薄紫色でハリ・ツヤがある
- **point** 切り口が新鮮

少し触ってみてふかふかしているもの、先端が開いているものは、育ちすぎて花が咲く直前に収穫されたサインなので、食感や風味が落ちている可能性が高いでしょう。みょうがは千切りにして冷奴やそうめん、カツオのタタキなどの薬味として大活躍。また、酢漬けにするとさっぱりとした箸休めに最適ですし、ほかの野菜と一緒に天ぷらや揚げ浸しにすれば主役級のおかずとしても楽しめます。

処理法

 縦半分に切り、芯を外して葉と別々に切るときれいな千切りができます。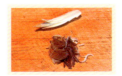

保存法

ビニール袋 ▶ 冷蔵室　3〜4日

● 丸ごと密閉ビニール袋に入れて冷凍保存もできますが、2ヶ月ほどで水っぽくなりやすいので要注意。

しそ

シソ科シソ属

旬 夏（6〜10月）

栄養 βカロテン🈔 ビタミンE🈔 ビタミンK🈔 アントシアニン🈔（赤じそ）など

選び方

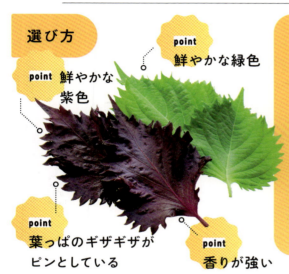

- point 鮮やかな緑色
- point 鮮やかな紫色
- point 葉っぱのギザギザがピンとしている
- point 香りが強い

色が濃すぎると硬い可能性があります。細く刻んで薬味として重宝する以外に、しょうゆ漬けにしたり、海苔の代わりにおむすびに巻けば主役級に。赤じそは梅干し作りに使うほか、夏バテ防止には「自家製赤じそジュース」がおすすめ。赤じそ400gほどをよく洗い、たっぷりの水とともに深鍋に入れて煮出し、砂糖、クエン酸もしくはリンゴ酢各適量を入れたら完成です。

処理法

なるべく細く刻んだほうが香りが引き立ちます。

TIPS

しそに含まれるβカロテン、ビタミンE、ビタミンKは脂溶性なので、しそでオイルドレッシングを作る、しょうゆ漬けにごま油を加えるなど、油と合わせると吸収がよくなります。

保存法

WETペーパー ▶ ラップ ▶ 野菜室　2〜3週間

- 水を入れたコップに挿して野菜室で保存しても。水は2〜3日ごとに取り替えます。

しめじ

キシメジ科シロタモギタケ属

旬 秋（9〜11月）

栄養 ビタミンB3 ㊌　食物繊維 ㊌ ㊙
カリウム ㊌　ビタミンB2 ㊌
ビタミンD ㊗ など

選び方

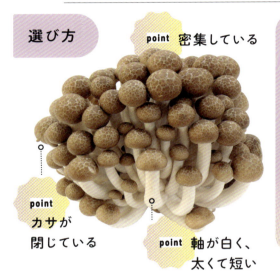

- **point** 密集している
- **point** カサが閉じている
- **point** 軸が白く、太くて短い

カサが開いているのは育ちすぎで、風味が落ちているサイン。軸がきれいでぎっしり密集しているものを選びましょう。古くなると水分が出てくるので、パックに水滴が付いているものは避けてください。石づきが付いているほうが鮮度は保たれやすく、石づきに近いあたりに栄養が詰まっているので、石づきをバッサリ切り落としてパックされたしめじはおすすめしません。

処理法

 TIPS　使う分だけ手で割り、石づきを切り落とします。しめじには水溶性のビタミンB群、脂溶性のビタミンDが含まれるため、栄養価的にはスープや味噌汁など汁ごと食べるものや炒めものが◎

保存法

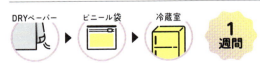

DRYペーパー ▶ ビニール袋 ▶ 冷蔵室　**1週間**

- 石づきは切り落とさずに保存。

冷凍する場合は……
 ビニール袋 ▶ 冷凍室　**3〜4週間**

- 石づきを取ってバラバラにしておくと、そのまま料理に使えて便利。

まいたけ

トンビマイタケ科マイタケ属

旬 秋（9〜11月）

栄養 食物繊維㊌㊍　カリウム㊌　ビタミンD㊛　ビタミンB3㊌　ビタミンB6㊌　など

選び方

point カサに光沢があり、色が濃い

point カサが肉厚で密集している

point 軸が白くてツヤがある

カサに光沢があって色が濃いのは、風味がいいまいたけの証。カサの密度が低く、スカスカなものは生育不良で、栄養・味わいともに劣っている可能性が高いでしょう。また、古くなると水分が出てくるので、パックに水滴が付いているものは避けてください。

処理法

TIPS

細かく刻んだまいたけ、にんにくスライス、ローリエ、牛ステーキ肉を密閉ビニール袋に入れて冷蔵庫で一晩。すると、まいたけのたんぱく質分解酵素の作用で肉が柔らかくなります。仕込みに使ったまいたけなどはステーキソースに活用すれば香り高い仕上がりに。

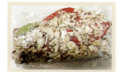

保存法

 DRYペーパー → ビニール袋 → 冷蔵室　3〜4日

● 冷凍保存も可能。ほぐしてから密閉ビニール袋に入れて冷凍しておくと、料理に使いやすくて便利。

なめこ

モエギタケ科スギタケ属

旬 秋（10～11月）

栄養 ビタミンB3 ㊌　葉酸 ㊌　ビタミンB5 ㊌　食物繊維 ㊌㊊　銅 �　カリウム ㊌ など

選び方

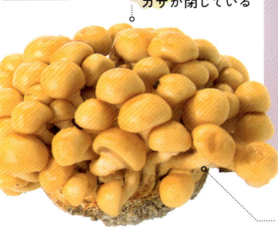

point カサが閉じている

point 軸が太く、ピンと立っている

真空パックのなめこは柔らかくてぬめりが強く、石づきありのなめこは、ぬめりとみずみずしいサクサク食感、香りを同時に楽しめます。カサが開いているのは育ちすぎ、ヘタっているのは古くなっているサイン。真空パックのものを買うときは、ぬめりが濁っていないものを選びましょう。

処理法

TIPS きのこ類は土などの汚れを拭き取るだけで「洗わない」のが基本ですが、なめこだけは例外。なめこのヌメヌメ成分（ペクチンなど）は消化器官の保護や便通の改善に役立つのですが、実は汚れも混ざっているので、ザルに入れて流水でサッと洗います。

保存法

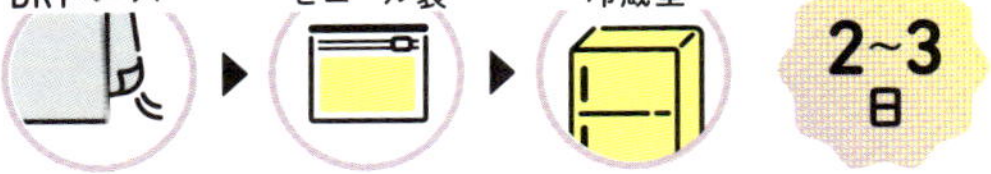

DRYペーパー ▶ ビニール袋 ▶ 冷蔵室   2～3日

- 石づきが付いたまま乾いたペーパーで包みます。真空パックはそのまま冷蔵室で1週間。きのこのなかでも特に早く傷みやすいので、なるべく早く食べましょう。

さつまいも

ヒルガオ科サツマイモ属

旬 秋（9〜11月）

さつまいもは秋の味覚の代表格。収穫は9〜11月ごろですが、より甘くなるよう追熟させてからのほうがおいしいため、本当の買いどき・食べごろは2〜3月です。

栄養 食物繊維㊌㊅　ビタミンC㊌　ビタミンA㊛
ビタミンB6㊌　カリウム㊌ など

選び方
- point ツヤがいい
- point きれいな濃い紫色
- point くぼみが少ない
- point ふっくらしていて、ずっしりと重い

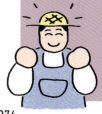

甘いさつまいもが出回るのは追熟後の2〜3月。焼きいもの季節が始まる秋口、仕入れに苦労する焼きいも屋さんも多いと聞きます。近年では品種の選択肢も多数。ねっとり系が好きなら「紅はるか」「シルクスイート」「安納芋」、ほくほく系が好きなら「紅あずま」「鳴門金時」、さらに追熟技術の進化でスイーツ並みの糖度の品種もあります。好みに合わせて品種を選ぶといいでしょう。選び方はどの品種も基本的に同じです。

処理法

黒い汁（さつまいもを切ったときに出る白い汁の成分「ヤラピン」が変色したもの）が付いていたらよく洗います。70℃程度の低温でじっくり、竹串がスッと入るようになるまで焼く、もしくは炊飯器にさつまいもだけ入れ、「玄米コース」で蒸します。

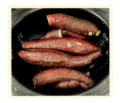

TIPS

買ってきたさつまいもが甘くなかったら、残りは追熟させてみましょう。乾いたキッチンペーパーもしくは新聞紙で丸ごと包み、日の当たらない13〜15℃の環境に置きます。目安は2週間〜1ヶ月ほど。20℃以上だと芽が出てしまい、3℃以下だと腐ってしまうので慎重に。

保存法

 ▶

DRYペーパー　野菜室　2〜3週間

● 湿気に弱いので、ビニール袋には入れません。

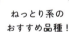 農家だから知っている！ おいしい野菜の食べ方

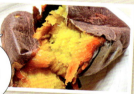

ねっとり系のおすすめ品種！

焼きいも

自宅で作るから、そのときの気分で品種を選べます。これは「紅はるか」ですが、ぜひいろいろと試して、好みのさつまいも品種を探してみてください。

冷凍焼きいも

焼いた後、4℃以下の温度で冷やすと、さつまいものでんぷんが水溶性食物繊維と不溶性食物繊維の両方の性質を持つ「レジスタントスターチ」に変わり、整腸効果がアップ！　冷蔵庫で冷やしてもいいのですが、我が家では冷凍してしまいます。食べるときは自然解凍で。

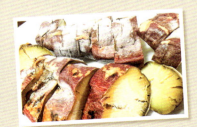

里いも

サトイモ科サトイモ属

旬 秋（9〜11月）

一番よく出回っている里いもは、茎が伸びた親芋に付いた「子いも」「孫いも」の部分。お正月の煮しめでおなじみの「やつがしら」は、親芋を食べる品種です。

栄養 カリウム㊌　食物繊維㊌㊋　ビタミンB6㊌　銅㊉　マンガン㊉　など

選び方

- point シマ模様がくっきり、ほぼ等間隔で入っている
- point 表面がしっとりしている
- point ふっくらと丸くて、ずっしり重い

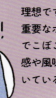

乾燥に弱い里いもは、より鮮度が保たれやすい泥付きのものを選ぶのが理想です。泥が付いていると見えにくいのですが、シマ模様の入り方も重要なポイント。くっきり等間隔に線が入っていないもの、丸みがなくでこぼこしているものは、何らかのストレス環境で生育不良となり、食感や風味が劣っている可能性が高いでしょう。泥が落とされて表面が乾いているのは、中身も水分不足で食感が悪くなっているサインです。

処理法

皮を簡単にむくには、よく洗った里いもにグルリと切り込みを入れ、沸騰したお湯で10〜15分。ザルに上げて水で冷ましたら、手で簡単にむけます。

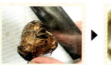 ▶ ▶

つまんで少し力を入れるだけでトゥルンとむけます

TIPS

里いもがぬるぬるしているのは、整腸作用がある「ガラクタン」（食物繊維）によるものなので、ぬめりは取らないほうが便秘解消などの健康効果を保持できます。

保存法

DRYペーパー ▶ ビニール袋 ▶ 野菜室 or 室温15℃　　2週間〜1ヶ月

  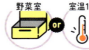

● 洗わず、土が付いた状態で乾いたペーパーに包み、ビニール袋に入れて野菜室もしくは風通しのいい冷暗所へ。

農家だから知っている！ おいしい野菜の食べ方

茹でたて里いも

状態のいい旬の里いもを茹でて皮をむいたら、塩を付けて食べるだけ。シンプルすぎますが、ねっとりと甘い里いもを存分に楽しめます。

＞これこそシンプル・イズ・ベスト！

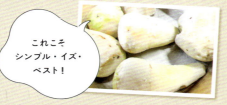

里いもとさつま揚げの煮もの

さつま揚げを入れた里いもの煮っころがしも我が家の定番。先に加熱して皮をむいた里いもを使えば、簡単＆素早く料理できます。

＞さつま揚げのうまみを吸っておいしい！

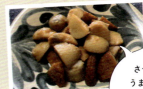

077

チンゲンサイ

アブラナ科アブラナ属

旬

秋
（10〜12月）

ほのかな甘みとシャキシャキ食感が魅力のチンゲンサイ。寒暖差に強く、冬に向けて気温が下がる秋の終わりごろにもっともおいしくなります。

栄養

βカロテン(脂)　カリウム(水)　カルシウム(無)
ビタミンC(水)　鉄(無)など

選び方

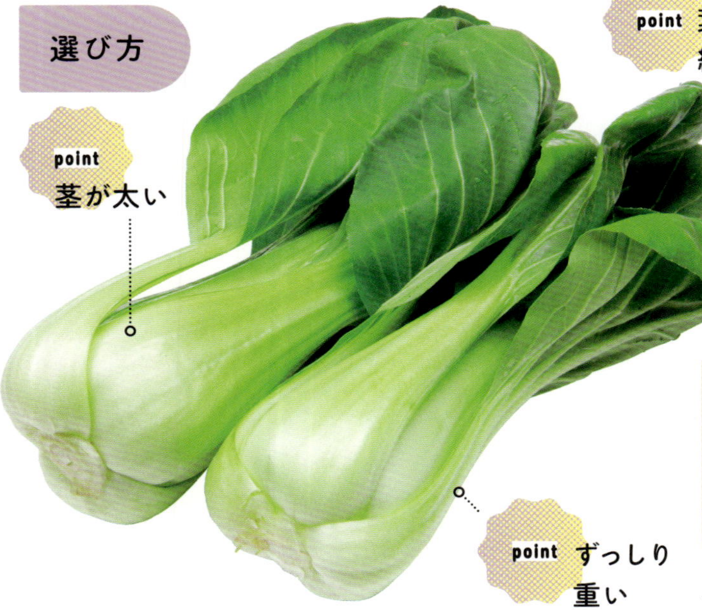
point 葉の緑色が鮮やか
point 茎が太い
point ずっしり重い

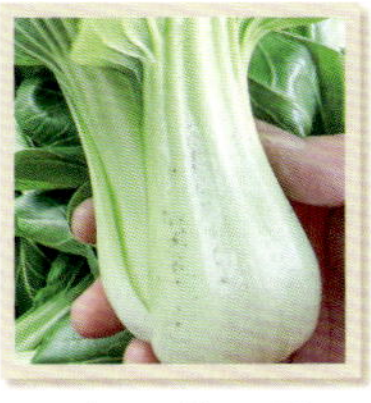
この点々は甘みが強いサイン！

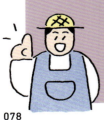

寒くなってくると茎の表面に現れる黒い斑点は「ゴマ症」と呼ばれており、病気ではなく甘みが強くなっているサインです。葉の色合いは品種によって異なるため、色の濃さではなく鮮やかさを見て、ピンと元気でみずみずしいものを選ぶといいでしょう。また、なかなか店頭では見かけませんが、最高においしいチンゲンサイは茎がラメ入りのようにキラキラしています。もし見かけたら、迷わず即買いしてください。

処理法

 TIPS

チンゲンサイに多く含まれるβカロテンは脂溶性なので、中華炒めなど油を使う料理が◎ 生でも食べられるくらい柔らかくみずみずしいのに、かなり加熱してしまってもシャキシャキ食感が残るので、葉もののなかでも扱いやすい野菜です。

保存法

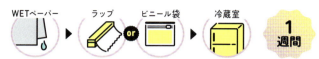

WETペーパー ▶ ラップ or ビニール袋 ▶ 冷蔵室 / 1週間

- できれば立てて保存します。買ったときの袋の口が閉じられていれば、そのまま冷蔵室に入れても OK。

農家だから知っている！ おいしい野菜の食べ方

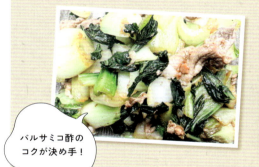

チンゲンサイと豚肉のバルサミコ炒め

チンゲンサイと豚肉をごま油で炒め合わせ、最後に濃厚で甘酸っぱいバルサミコ酢で仕上げます。その他、チンゲンサイは粗く刻んで餃子に入れたり、クリーム煮にしたりと、幅広い料理に使えます。

バルサミコ酢のコクが決め手！

チンゲンサイのクリーム煮

チンゲンサイはクリームとも好相性。面倒な印象があるかもしれませんが、意外と手早くできます。ホタテやカニのほぐし身など魚介類を加えてもおいしいです。

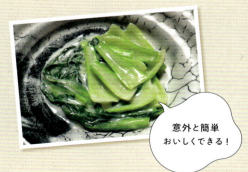

意外と簡単おいしくできる！

キャベツ

アブラナ科アブラナ属

| 旬 | 冬（11〜3月）
春（3〜5月） | 春キャベツと冬キャベツとで異なる食感や風味、選び方やおいしい食べ方のポイントをつかんで、年に2回の旬のキャベツを味わい尽くしましょう。 |

栄養 ビタミンK⦅脂⦆　ビタミンC⦅水⦆　葉酸⦅水⦆　ビタミンU⦅水⦆　モリブデン⦅無⦆　など

選び方

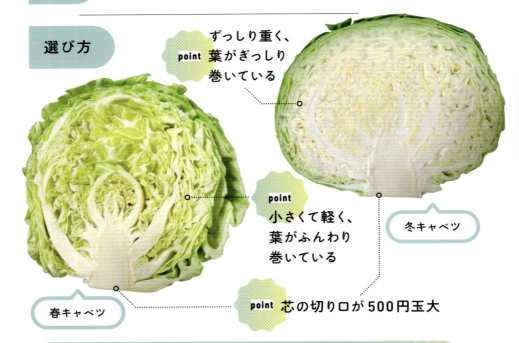

point ずっしり重く、葉がぎっしり巻いている

point 小さくて軽く、葉がふんわり巻いている

point 芯の切り口が500円玉大

冬キャベツ

春キャベツ

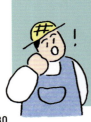

春キャベツと冬キャベツは、「重さ」「大きさ」「葉の巻き方」の点で選び方が正反対なので注意してください。いずれも芯の切り口が500円玉大くらいのものは、生育不足でも育ちすぎでもない、ちょうどいい生育段階で収穫されたサイン。また、外葉（外側の濃い緑色の葉）は食べるには硬すぎるのですが、中身を保護しています。店頭にあれば外葉付きのものを選ぶと、可食部にあまり傷のないキャベツを入手できるでしょう。

処理法

キャベツの葉の芯は栄養豊富で甘みも強いので、捨てないで！硬めの食感が気になるようなら、スライサーなどでそぎ取る、もしくはV字に切り離してから細く刻んで料理に。

茹ですぎると食感が失われ、ビタミンC、ビタミンUなど水溶性の栄養素も流出してしまいますが、茹でるとたくさん食べられるのも事実。1枚ずつ葉をはがし、沸騰したお湯に入れて約30秒、サッと茹でます。

保存法

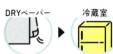
DRYペーパー → 冷蔵室 → 2週間

- 硬い芯の部分をくり抜いて濡れたキッチンペーパーを詰める、もしくは芯に楊枝2〜3本を刺してから乾いたペーパーで包みます。春キャベツの保存期間は1週間。

使いかけ

ラップ → 冷蔵室 → 1週間

- 切り口が空気に触れないよう、ラップでぴっちり包んで冷蔵室へ。

農家だから知っている！おいしい野菜の食べ方

酢キャベツ

たくさん作っておけば、健康的な付け合わせ、副菜になります。千切り、ざく切りなど食べやすい大きさに切ったキャベツを、塩適量（キャベツ1/2に対し小さじ1）とともに密閉ビニール袋に入れてよくもみ、お酢適量（キャベツ1/2に対し200mℓ）を加え、冷蔵庫で半日間寝かせます。好みで砂糖、昆布、粒マスタード、唐辛子を入れても。

無限キャベツ鍋

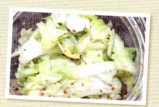

素材のうまみが合わさって、キャベツ1玉があっという間になくなっちゃいます。4等分に切ったキャベツ、豚バラ肉、しめじ、しいたけ、コンソメスープを入れ、キャベツがしんなりしたら完成。

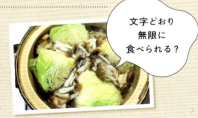

文字どおり無限に食べられる？

紫キャベツ

アブラナ科アブラナ属

旬 冬（10〜2月）

栄養 ビタミンC㊌　食物繊維㊌㊝　アントシアニン㊌　葉酸㊌　ビタミンK㊙　ビタミンU㊌ など

選び方

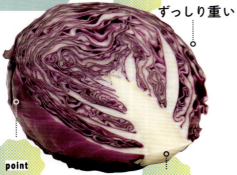

- **point** 巻きが固くてずっしり重い
- **point** 葉先がピンとしている
- **point** 切り口が新鮮

この鮮やかな紫色は、目の健康やアンチエイジングに役立つとされる「アントシアニン」。普通のキャベツより丈夫で日持ちするのもうれしいポイントです。巻きが固いのはしっかり土壌の栄養を吸収しながら健康的に育った証。茎の乾燥やひび割れは鮮度が低いサインです。丈夫とはいえ鮮度が下がると葉先から傷んでくるので、葉先がピンとしているものを選びましょう。

処理法

 紫キャベツは生食一択。マリネを料理の付け合わせにしたり、千切りをグリーンサラダに加えたりすれば、彩りも栄養価もアップします。

保存法

 DRYペーパー ▶ 冷蔵室　**3〜4週間**

- 芯の硬い部分をくり抜いて濡れたキッチンペーパーを詰める、もしくは芯に楊枝2〜3本を刺してから乾いたペーパーに包みます。

使いかけ

 ラップ ▶ 冷蔵室　**2週間**

- 切り口が空気に触れないよう、ラップでぴっちり包んで冷蔵室へ。

れんこん

スイレン科ハス属

旬 冬（10〜2月）

栄養 ビタミンC㊅　食物繊維㊅㊋　カリウム㊅　ビタミンB5㊅　タンニン㊅　マンガン㊓ など

選び方

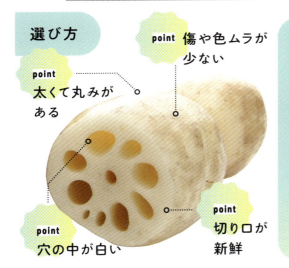

- **point** 太くて丸みがある
- **point** 傷や色ムラが少ない
- **point** 穴の中が白い
- **point** 切り口が新鮮

大きさも太さもいろいろなものを見かけるかもしれませんが、ヒョロヒョロと細いもの、でこぼこしているものは生育不良なので、なるべく太く、ふっくらとしているものを選んでください。切り口が茶色く変色しているのは鮮度が落ちているサイン。また、れんこんは古くなると穴の中が黒ずんできます。必ず穴も覗いてみて、新鮮な切り口と同じくらい白ければOKです。

処理法

繊維を断ち切るとほくほくの食感、繊維に沿って切るとシャキシャキの食感、乱切りだとゴロッと食べ応えのある食感に。たとえば天ぷらには繊維を断ち切る輪切り、ピクルスには繊維に沿う縦切り、煮ものには乱切りと、用途に応じて切り方を変えると◎

保存法

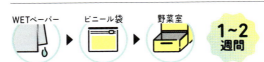

WETペーパー ▶ ビニール袋 ▶ 野菜室　**1〜2週間**

- 乾いたペーパーに包んで、15℃くらいの風通しのいい場所に保管してもOK。

使いかけ

ラップ ▶ 冷蔵室　**4〜5日**

- 切り口が空気に触れないよう、ラップでぴっちり包んで冷蔵室へ。

長ねぎ

（ヒガンバナ科ネギ属）

旬	冬（11〜12月）	寒い中で甘みを蓄えつつ、ゆっくり成長する冬の長ねぎは、味が濃く食感がいいのが特徴。薬味にすれば爽やかな辛み、火を通せばとろっとした甘みを楽しめます。

栄養　硫化アリル㊍　ビタミンC㊍　βカロテン㊛　カリウム㊍　カルシウム㊝　など

選び方

- point 葉身部（緑色の部分）が鮮やかな緑色
- point 葉身部と葉鞘部（白い部分）の境目がくっきりしている
- point 葉先がピンとしている
- point 太さが均一

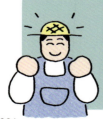

日に当たって光合成が起こると緑色になるため、緑と白の境目がはっきりしているのは葉鞘部がしっかり土に埋まっていたということ。これが、みずみずしい長ねぎを見分ける1つのポイントです。少し触れてみて弾力があるものは、健康に育って巻きがしっかりしている長ねぎの証。先が変色したりしなびたりしているのは鮮度が落ちているサインです。太さが均一でないものは生育不良なので避けましょう。

処理法

 TIPS 水にさらして辛みを和らげるときは、水溶性の栄養素が損なわれすぎないよう、サッとさらす程度に。

 根元に近いほど甘みがあり、葉に近いほど辛みがあります。繊維に沿って切ると辛みが抑えられ、繊維を断ち切ると辛みが強くなるので、用途に応じて使う部分や切り方を変えると◎

保存法

 WETペーパー ▶ ビニール袋 ▶ 冷蔵室　**1週間**

- 3等分くらいに切り分けてから濡らしたペーパーで包みます。

冬季

DRYペーパー ▶ 室温15℃　**1ヶ月**

- 切り分けずに乾いたペーパーで包み、風通しのいい冷暗所に保管。
- プランターの土に挿して水をやると根を張り、さらに長持ち。

 ## 農家だから知っている！ おいしい野菜の食べ方

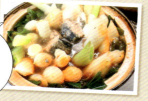

長ねぎとサバ缶の鍋

具材は長ねぎのぶつ切りとサバの水煮缶だけ。好みの鍋の素を加えて火にかけ、ねぎがくったっとしてきたら食べごろです。

料理の時間がないときもこれで満足！

長ねぎのグリル

香ばしくて、とろっと甘い熱々のグリル。中は柔らかく、表面はこんがりするまでじっくり焼いて、最後にしょうゆをまわしかけるだけで完璧です。

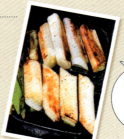

中は熱々だからヤケドに注意！

ごぼう

キク科ゴボウ属

旬

冬（11〜1月）
春（4〜6月）

冬のごぼうは歯ごたえも味わいもしっかりしているのが特徴。秋に植えられ、春先に収穫する若いごぼうは新ごぼうと呼ばれ、柔らかくて香りが爽やかです。

栄養

食物繊維 水 不　カリウム 水　カルシウム 無　鉄 無
クロロゲン酸 水 など

選び方

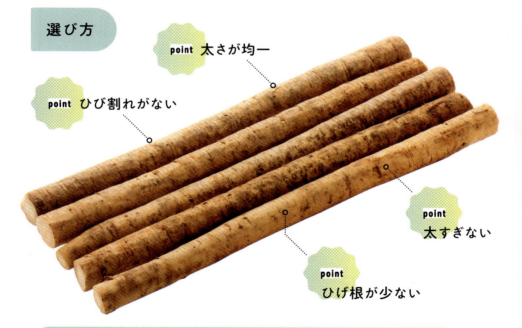

- point 太さが均一
- point ひび割れがない
- point 太すぎない
- point ひげ根が少ない

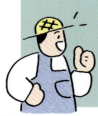

太さが均一でないものは生育不良や水分不足のために、食感や風味が劣っている可能性大。また、細すぎるのは生育不足なのですが、逆に太すぎるのは育ちすぎで、中にスが入ってしまっているかもしれません。育ちすぎも食感や風味の劣化につながるので、選ばないようにしましょう。泥付きのごぼうは「洗うのが面倒」「キッチンが汚れる」などと避けられがちですが、長持ちさせるなら泥付きがおすすめです。

処理法

栄養価が下がらないよう、たわしなどでよく洗って泥を落とすだけで、皮はむきません。皮に硬い部分があったら包丁の背で軽くこすり、こそげ取ります。

TIPS
アク抜きしすぎると栄養価が大幅に下がってしまいます。ささがきや細切りにして10分ほど水にさらしてから料理しましょう。

保存法

新ごぼう

ラップ or ビニール袋 ▶ 冷蔵室　**2〜3日**

● 新ごぼうの保存期間は冬ごぼうよりずっと短いので要注意。

冬ごぼう

DRYペーパー ▶ 室温15℃　**1ヶ月**

● 泥付きのごぼうを買った場合は、洗わずに泥が付いたまま保管。

使いかけ

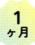
ラップ ▶ 冷蔵室　**1ヶ月**

● 断面が空気に触れないよう、ラップでびっちり包んでから冷蔵室へ。

農家だから知っている！ おいしい野菜の食べ方

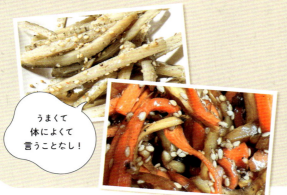

きんぴらごぼう

家庭料理の定番のきんぴらごぼうも、やはりごぼうの旬の季節に作るのが一番。我が家ではごぼうだけで作ったりにんじんと合わせたりと、その日にある材料と気分で作っています。

うまくて体によくて言うことなし！

長いも

ヤマノイモ科ヤマノイモ属

旬 冬（11〜1月）
寒さに強い長いもは、春に植え付けられ、夏〜秋に成長した後、冬の寒い地中で休眠。その間に栄養を蓄えつつ追熟が進み、特に甘みや風味、粘り気が強まります。

栄養 カリウム㊋　ビタミンC㊋　ビタミンB6㊋　食物繊維㊋㊋　銅㊋ など

選び方

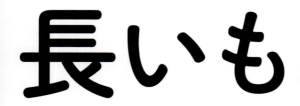

- point 傷や色ムラがない
- point ひげ根が少ない
- point ずっしり重い
- point 太さが均一で真っ直ぐ

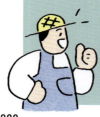

良好な環境で健康に育った長いもは、太さが均一で真っ直ぐです。また、手に持ってみてずっしりと重いのは、水分をたっぷり蓄えたみずみずしい長いもの証。太さが不均一で曲がっているもの、ひげ根が多いものは、何らかのストレス環境で生育されており、アクが強いなど風味が劣っている可能性が高いでしょう。ちなみに産地によっては冬の間はずっと寝かせ、春先に出荷する場合もあります。

処理法

生だとサクサク、加熱するとほくほく、すりおろすととろとろ＆ネバネバと、扱い方によって異なる食感を楽しめます。すりおろしてお好み焼きに入れれば、フワフワの焼き上がりに。
低カロリーで腹持ちがいいのでダイエットにも活用できますが、食べすぎるとおなかが張ったり下したりする恐れがあるので要注意。

保存法

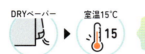

DRYペーパー ▶ 室温15℃ 3週間

- おがくずや土は洗い落とさずに、湿気対策のため乾いたペーパーで包んで風通しのいい冷暗所で保管。

使いかけ

ラップ ▶ 野菜室 1週間

- 使う分だけ切り分け、残りはおがくずや土が付いたまま、断片が空気に触れないようラップでぴっちり包みます。

農家だから知っている！ おいしい野菜の食べ方

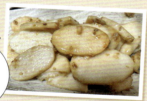

長いものソテー

サッと油でソテーした長いもは熱々ほくほく。しょうゆと白炒りごまでシンプルに仕上げます。

香ばしい白ごまがアクセント！

長いもの酢漬け

細切り、半月切りなど好みの大きさに切って酢漬けの素で漬けるだけで、おいしくて健康的な副菜として食卓で大活躍。すぐ食卓に出せる副菜なら、長いもを細切りや千切りにしてわさびじょうゆをかけるだけでも◎

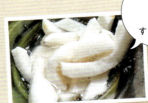

ごはんもお酒もすすんじゃう！

白菜

アブラナ科アブラナ属

旬

冬
（11〜2月）

冬に入るとぐんと甘みが増しておいしくなります。定番の鍋でクタクタに煮てもよし、生で浅漬けやサラダにしてみずみずしいシャキシャキ食感を楽しんでもよし。

栄養

ビタミンK(脂)　葉酸(水)　食物繊維(水)(不)
ビタミンC(水)　イソチオシアネート(水)など

選び方

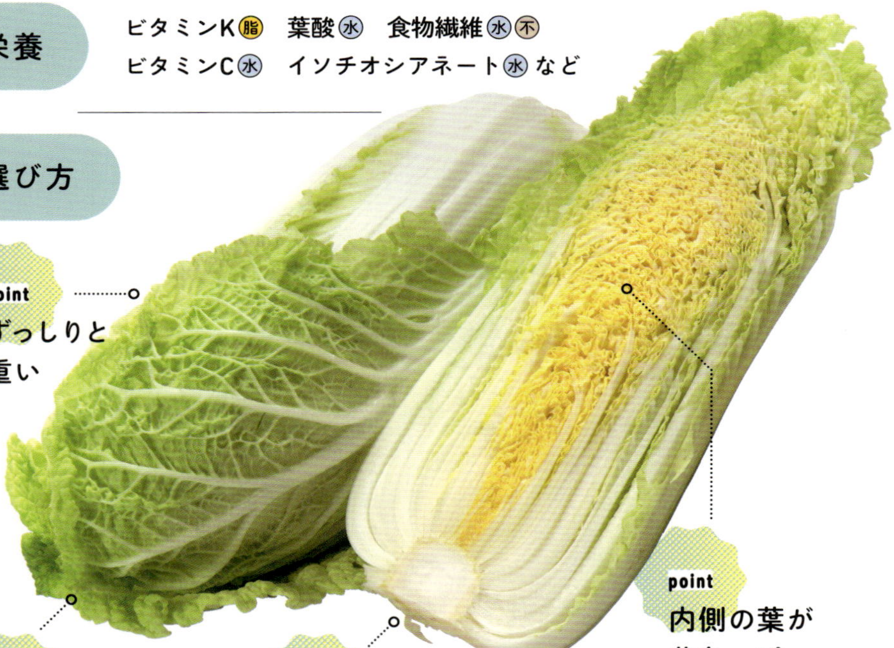

point ずっしりと重い

point 内側の葉が黄色っぽい

point 先端の葉が固く閉じている

point 断面、茎の切り口が新鮮

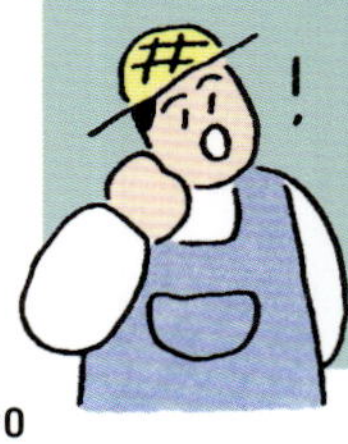

丸ごとの白菜を買うときは、まず「葉先」をチェック。少し手で触れてみて、先端の葉がふわふわでなく固く閉じていたら、中身がぎゅっと詰まった甘い白菜と見ていいでしょう。農家も白菜の先端を少し触って収穫どきを見極めています。できれば外葉で守られているものを選ぶと中身に傷のない白菜を入手できます。また、白菜は甘くなると内側の葉が黄色くなってくるので、カット白菜を買うときは内葉の色も要チェック。

処理法

寄せ鍋などでは、太めのそぎ切りにした芯から入れると火の通りが葉と均一になりやすいです。炒めるときは葉も芯もざく切りにして、水分でベチャッとならないよう強火で手早く調理するのがおいしく仕上げるコツ。

TIPS

ビタミンCや葉酸など白菜に含まれる栄養素は水溶性が多いので、漬けものやサラダ、あるいは鍋もの、スープなど汁ごと食べる料理に。脂溶性のビタミンKの吸収をよくするには油で調理する、もしくは脂質を含む食材と合わせます。

保存法

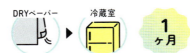

DRYペーパー → 冷蔵室 → 1ヶ月

- 芯の硬い部分をくり抜いて濡れたキッチンペーパーを詰める、もしくは芯に楊枝2～3本を刺してから乾いたペーパーに包みます。

使いかけ

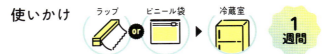

ラップ or ビニール袋 → 冷蔵室 → 1週間

- 切り口が空気に触れないようラップでぴっちり包む、もしくは適当な大きさに切って密閉ビニール袋に入れ、しっかり空気を抜いて閉じて冷蔵室へ。

農家だから知っている！ おいしい野菜の食べ方

白菜と豚肉の ミルフィーユ鍋

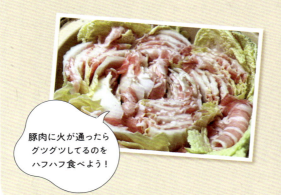

豚肉に火が通ったらグツグツしてるのをハフハフ食べよう！

シンプルですが、白菜の甘みと豚肉のうまみが絡み合う鉄板の組み合わせ。白菜と豚バラ肉を交互に重ねて同じ長さに切り、鍋にぎっしり並べたら、好みの鍋の素や出汁を加えて火にかけます。豚肉にしっかり火が通り、白菜がしんなりしてきたら食べごろ。

ほうれん草

ヒユ科ホウレンソウ属

旬

冬
（11〜2月）

冬のほうれん草は寒さにさらされることで細胞が引き締まり、春夏より甘みも味も濃厚。寒い中、身を守るために栄養を蓄えているので栄養価も高いです。

栄養

ビタミンK(脂)　カリウム(水)　ビタミンA(脂)
ビタミンC(水)　鉄(無)　マグネシウム(水)など

選び方

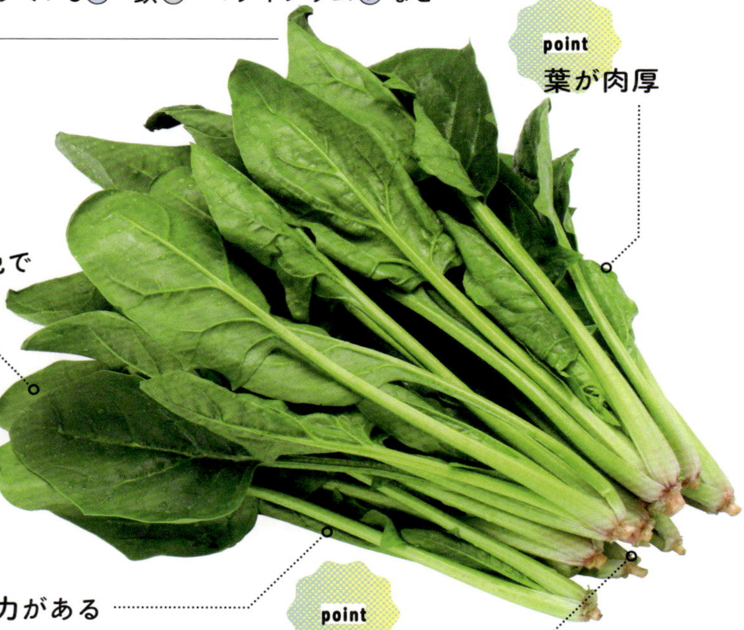

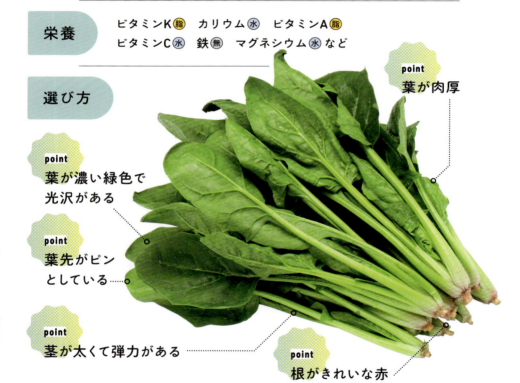

point
葉が肉厚
point
葉が濃い緑色で光沢がある
point
葉先がピンとしている
point
茎が太くて弾力がある
point
根がきれいな赤

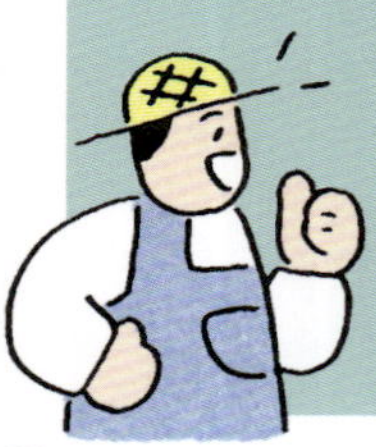

寒さにさらされながら、しっかりと育ったほうれん草を見極めるには、葉が肉厚で濃い緑色か、茎が太いか、少し触れてみて茎に弾力があるかをチェック。葉先が変色したりしなびたりしているものは鮮度が落ちています。また、ほうれん草の根が赤くなるのは、ポリフェノールの一種で抗酸化・抗炎症などの作用がある「ベタシアニン」によるもの。つまり根が赤いほど免疫強化や老化抑制が期待できると言えます。

処理法

根にも栄養が詰まっており、甘くておいしいので葉と一緒に料理しましょう。株元をかき分けるようにしながら流水で丁寧に汚れを洗い流します。

ほうれん草のアクの正体は「シュウ酸」という成分。毒ではありませんが鉄やカルシウムの吸収の阻害、尿路結石の誘発などの影響があるので、茹でてアク抜きします。切らずに、沸騰したお湯に茎だけ入れて30秒、さらに葉まで入れて30秒。

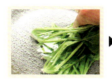 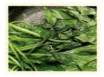

水溶性栄養素の流出を抑えるため、茹ですぎないよう注意

根元までよく洗ったほうれん草約150gを、切らずに耐熱容器に入れてふんわりとラップをかけ、電子レンジ（500W）で約2分。取り出したら1分ほど水にさらしてアクを抜きます。

保存法

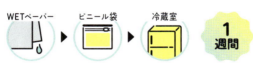

● いったん全体を水に浸し、水を切ってから濡らしたペーパーに包むとさらに長持ち。

 農家だから知っている！ おいしい野菜の食べ方

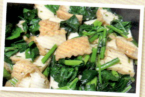

ほうれん草と厚揚げの塩炒め

下茹でしたほうれん草と厚揚げを塩味で炒め合わせた一品。厚揚げのたんぱく質とコクが加わり、ボリューム的にも満足できるおかずです。

ほうれん草のサバ缶あえ

茹でたほうれん草をサバの水煮缶とあえるだけで、栄養満点なおかず・おつまみになります。好みでポン酢やしょうゆをかけても。

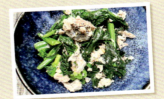

水菜

アブラナ科アブラナ属

旬 冬（11〜3月）

冬の厳しい寒さは、水菜にとっては好条件。気温が下がるほどに水分と栄養を蓄えることで、みずみずしく風味豊かになり、シャキシャキとした快い食感も増します。

栄養 βカロテン㊛ ビタミンK㊛ カリウム㊉ ビタミンC㊉ カルシウム㊝ 鉄㊝ 食物繊維㊉㊋ など

選び方

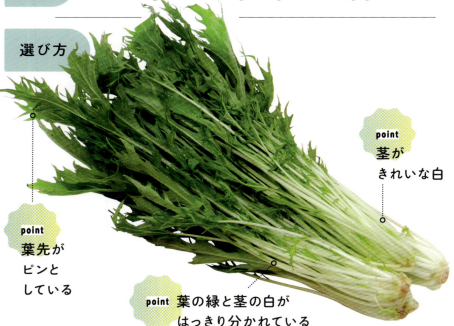

point 葉先がピンとしている

point 茎がきれいな白

point 葉の緑と茎の白がはっきり分かれている

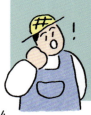

葉の部分と茎の部分の境界線がはっきりしているものは、しっかり栄養を蓄えています。茎に元気がなく、色がくすんでいたら鮮度が落ちています。葉先からしなびたり黒ずんだりしてくるので、必ず葉先まで見てピンとしているかをチェック。また、水分を多く含む水菜は収穫から時間が経つごとに水が出てきます。パッケージの袋に水滴が付いているものは避けましょう。

処理法

よく洗うだけで、特に下処理は必要なし。ザクザク切ってすぐに使える便利な野菜です。青臭みが気になるようなら、切ってから少しだけ水にさらしてもOK。

茹でる場合は沸騰したお湯に茎も葉も同時に入れて1分弱。ビタミンCやカリウムなど水溶性の栄養素が損なわれすぎないよう、ごく短く茹でます。

保存法

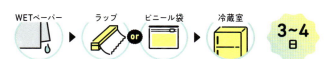

- できれば切らずに、立てて保存。

農家だから知っている！ おいしい野菜の食べ方

水菜のおひたし

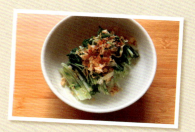

水菜は淡泊な味わいながらも栄養豊富。シャキシャキとおいしくて使い勝手もいいので、特に旬の季節にはたくさん食べてほしい野菜です。生で食べるイメージが強い水菜ですが、サッと茹でておひたしにしても◎

水菜湯豆腐

火を通してもシャキシャキ食感が楽しめる水菜を湯豆腐に。植物性たんぱく質の豆腐のほか、わかめを加えればミネラルと整腸効果も得られます。

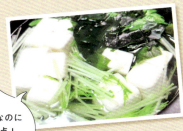

あっさりなのに栄養満点！

春菊

キク科シュンギク属

| 旬 | 冬
(11〜3月) | 春になると菊に似た黄色い花をつけることから「春菊」と名付けられたとされていますが、食べごろは葉と茎の甘みが増して香りが強くなる冬です。 |

| 栄養 | ビタミンK㊗ βカロテン㊗ カリウム㊄
カルシウム㊇ ビタミンC㊄ など |

選び方

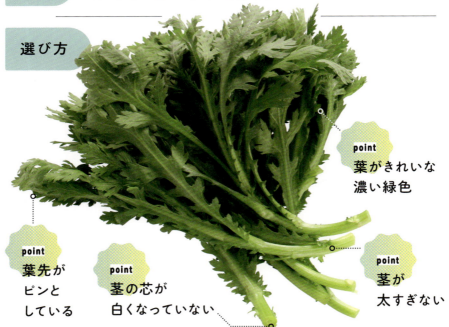

point 葉がきれいな濃い緑色

point 葉先がピンとしている

point 茎の芯が白くなっていない

point 茎が太すぎない

茎が太すぎるものや、茎の芯が白っぽくスカスカしているものは育ちすぎです。硬くて食べづらい可能性が高いので、避けたほうが無難。また、春菊は生でも食べられますが、その場合は葉が柔らかいものを選んだほうが食べやすいでしょう。鍋ものや炒めものに入れるときは、葉の色がより濃く、ハリがあって元気なものを選ぶと、ほかの野菜や肉などと一緒に料理してもボヤけない強い風味を楽しめます。

処理法

 TIPS

香りは強くてもアクは弱いので、アク抜きは不要。ビタミンCなど水溶性の栄養素を多く含むため、汁ごと食べる鍋ものにしたり、下茹でせずに炒めます。炒めものなら脂溶性のβカロテンなどの吸収がよくなります。

春菊の香りを一番楽しむなら生食がおすすめ。葉が柔らかいものを選んで買ったら、ギザギザしている葉に汚れが溜まりやすいので、まずよく水洗いします。あとは食べやすい大きさに切ってサラダに。和風ドレッシングやイタリアンドレッシングのほか、シンプルにオリーブ油+塩・こしょうでも合います。

おひたしなどにする場合は、切らずに、沸騰したお湯に茎だけを入れて30秒、さらに葉まで入れて30秒。水溶性の栄養素の流出を抑えるため、ごく短く茹でます。

保存法

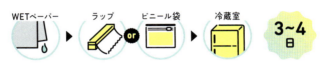

WETペーパー ▶ ラップ or ビニール袋 ▶ 冷蔵室　3〜4日

- できれば切らずに、立てて保存。

 農家だから知っている！ おいしい野菜の食べ方

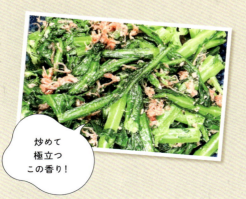

春菊とコンビーフの炒めもの

春菊とコンビーフをごま油で炒めるだけ。意外な組み合わせかもしれませんが、春菊の香りとコンビーフのうまみが合わさって箸が止まらない一品です。下茹でせずに油で炒めるから、水溶性栄養素も脂溶性栄養素も効率よくとれます。

炒めて極立つこの香り！

セロリ

セリ科オランダミツバ属

旬
冬（11〜5月）

日照時間が短い冬、涼しい気候を好むセロリはゆっくりと生育し、より風味豊かに。寒さの中で甘みと水分を蓄え、筋が少なく柔らかくなります。

栄養
カリウム㊋　ビタミンK㊛　ビタミンC㊋
葉酸㊋　食物繊維㊋㊋ など

選び方

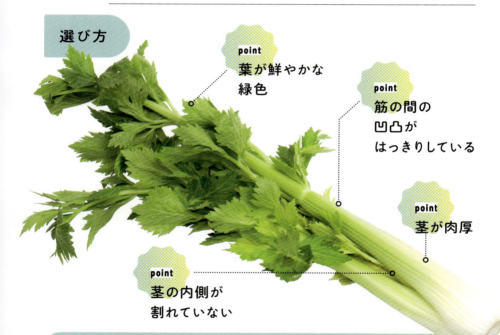

- **point** 葉が鮮やかな緑色
- **point** 筋の間の凹凸がはっきりしている
- **point** 茎が肉厚
- **point** 茎の内側が割れていない

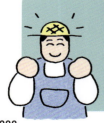

筋の間の凹凸は、ちゃんと身が詰まっているかどうかの見極めポイント。凹凸があまりないのは痩せていて味もよくないサインです。葉の色が薄いもの、元気がないものは鮮度が落ちており、茎が割れているのは育ちすぎ。どちらもみずみずしさが失われていると思われるので避けてください。より香りが強いほうがよければ茎の緑色が濃いもの、あまり香りが強くないほうがよければ茎が薄緑〜白のものを選ぶといいでしょう。

処理法

太い筋はピーラーや包丁でこそげ取ります。薄い斜め切りや小口切りにする場合は筋を取らなくても気にならないでしょう。棒状に切ってマヨネーズやディップソースをつけるスティック野菜にすればセロリのシャキシャキ食感、斜め切りや小口切りにしてサラダなどに加えればセロリの香りがより際立ちます。

TIPS

青臭みが気になるようなら、水にさらします。ただし水溶性の栄養素が損なわれすぎないよう、さらしすぎに要注意。
葉にも栄養があるので、捨てずに茎と一緒にサラダにしたり炒めたりすると、丸ごとおいしく食べられます。

保存法

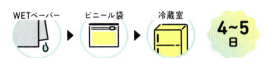

WETペーパー ▶ ビニール袋 ▶ 冷蔵室　4〜5日

● 茎と葉は切り分けて同様に保存します。できれば茎は立てて保存。葉の保存期間は3日ほどです。

農家だから知っている！ おいしい野菜の食べ方

セロリとアスパラガスのパスタ

旬の終わりのセロリ、旬の初めのアスパラガス、2つの旬野菜が季節の変わり目に出会いました。にんにくの香りを付けたバターで野菜を炒め、コンソメ、塩・こしょうで味を付け、茹で上がったパスタを入れたらレモン汁で仕上げます。炒めるとセロリの香りが和らぎ、子どもでも食べやすいです。

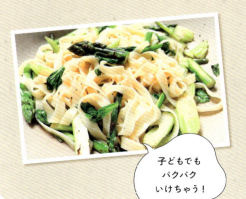

子どもでもパクパクいけちゃう！

大根

アブラナ科ダイコン属

旬 冬（12〜2月）

寒さの中で糖分と水分をたっぷりと蓄えた旬の大根は、甘くてみずみずしく、繊維が柔らかいのが特徴。おでんや風呂吹き大根など熱々の冬料理にも欠かせません。

栄養 カリウム㊂　ビタミンC㊂　食物繊維㊅　ジアスターゼ㊂　カルシウム㊉　葉酸㊂　イソチオシアネート㊂　など

選び方

point　首の青みが薄い

point　身のひげ根が少ない／ひげ根の毛穴が浅い

point　葉が鮮やかな緑でシャキッとしている

point　身のツヤがよく、丸々と太っていて、ずっしりと重い

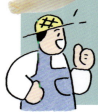

手に持ってみてずっしりと重ければ、水分をたっぷりと蓄えたみずみずしい大根です。ひげ根が多い大根や毛穴が深いものは、ストレスの多い環境で育ったために身が硬くエグミが強い可能性が高いでしょう。また、土から出ている部分は光合成により緑色になります。外気にさらされることで水分や甘みは損なわれるため、首の青みが薄いものを選んだほうが、葉の付け根までおいしく食べられます。

処理法

皮に栄養が詰まっているので、よく洗って皮ごと食べる、もしくは薄くむきます。

茹でる場合は2〜3cmの輪切りにして、水から火にかけて約15分。

身の上部がもっとも甘みが強く、下部は辛みが強いので、おでんなど甘みを味わいたい場合は上部、大根おろしなど辛みを味わいたい場合は下部というように部位を使い分けましょう。
葉も栄養価が高いので捨てないで！ 葉付きの大根が手に入ったら、すぐに葉を切り落として細かく刻み、塩茹で、もしくはごま油などで炒めて塩で薄味を付ければ栄養価の高い常備菜に。

保存法

- 空気に触れないようにラップでぴっちり包んで冷蔵室へ。
- 冬の間は冷暗所で保管してもOK。乾燥対策のためにラップでぴっちり包み、冷えすぎ対策のために乾いたペーパーで包みます。

農家だから知っている！ おいしい野菜の食べ方

大根の葉炒め

ごはん、味噌汁、納豆などにのせれば、食事の栄養価を上げてくれる頼もしい存在。よく洗って水気を切り、細かく刻んだ大根の葉をごま油で炒め、しんなりしてきたら塩少々で薄味を付けます。保存期間は冷蔵で3〜4日。

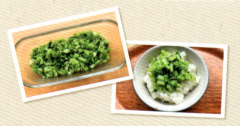

酢大根

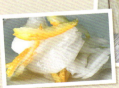

大根と酢の健康的な常備菜です。大根は皮を薄くむき、イチョウ切りにして塩少々でもみ、保存容器に酢、出汁、昆布や煮干し、好みでゆずや唐辛子とともに入れて冷蔵庫へ。一晩置けば食べごろになり、保存期間は冷蔵で1ヶ月ほど。

ブロッコリー／カリフラワー

アブラナ科アブラナ属

旬
ブロッコリー：**冬（12〜2月）**
カリフラワー：**冬（12〜2月）**

ブロッコリーとカリフラワーは同じ科・属の仲間。どちらも寒くなるほどに甘みが増すため、2月ごろが一番の食べごろです。

栄養
ブロッコリー：βカロテン（脂）　ビタミンE（脂）　ビタミンK（脂）　アントシアニン（水）　ビタミンC（水）　など
カリフラワー：ビタミンC（水）　葉酸（水）　食物繊維（水）（不）　など

選び方

point 黄色っぽく変色していない

point 全体的にきれいな白

point 花蕾（からい）がぎゅっと密集している

point ずっしり重い

point きれいな緑色、もしくは紫色

point 切り口が新鮮

point 葉が鮮やかな緑色

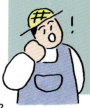

花蕾がぎゅっと詰まっているのは栄養を十分吸収して健康に育ったということ。変色していたら傷む寸前なので避けましょう。2月ごろには花蕾が紫色のブロッコリーが出回り始めます。実はこれこそおいしいブロッコリーの証。この紫色は寒くなると発生するアントシアニンの色素であり、寒くなるほどに甘みを増したブロッコリー本来の色なのです。カリフラワーは、もし葉付きだったら葉の色も必ずチェックしましょう。

処理法

 花蕾の汚れをしっかり取るには、房ごと逆さにして酢水に浸し、茎を持ってふり洗いします。茎と葉軸（茎から生えている葉）も栄養の宝庫なので、茎の外側の硬い部分だけ切り落としたら茎は小さめに切り、葉軸、花蕾、すべて一緒に加熱。

 上記の洗い方でも汚れが気になる場合は、小房に分けて沸騰したお湯で2〜3分。
栄養価をより保つには蒸し焼きがおすすめ。小房に分けたら、薄く水を張ったフライパンに入れ、ふたをして火にかけます。沸騰してから2〜3分。

 小房に分けたブロッコリー約250gを耐熱容器に入れ、ふんわりとラップをかけて電子レンジ（500W）で約3分。

保存法

 ビニール袋 ▶ 冷蔵室 2〜3日
● 小房に分けずに丸ごとビニール袋に。酸欠になると「インチオシアネート」という成分が薬のような臭いを発するため、ゆるく閉じて冷蔵室へ。

冷凍する場合は……　ビニール袋 ▶ 冷凍室   3〜4週間
● 生のまま小房に分けて密閉ビニール袋に入れ、袋の口を閉じて冷凍室へ。

農家だから知っている！ おいしい野菜の食べ方

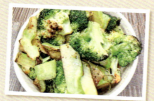

ブロッコリーのソテー

ごく短く茹でたブロッコリーを香ばしくソテーすれば、野菜の甘みがいっそう引き立つ一品に。味付けは塩・こしょうだけで十分です。油で調理すれば脂溶性のビタミンKの吸収もアップ。

カリフラワーのサラダ

サッと茹でたカリフラワーに好みのドレッシングをかけるだけ。カリフラワーの食感と甘みを楽しむシンプルなサラダです。

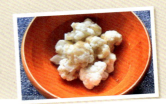

小松菜

アブラナ科アブラナ属

旬 冬（12〜3月）

小松菜は寒さに強く、気温が下がるごとに糖分と養分を蓄えて甘み豊かに。霜に当たると、いっそう葉が肉厚で柔らかくなります。

栄養 βカロテン（脂）　ビタミンC（水）　カルシウム（無）　鉄（無）　食物繊維（水）（不）　ビタミンK（脂）など

選び方

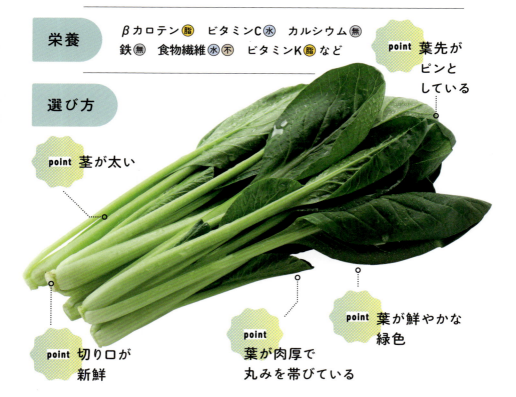

- **point** 葉先がピンとしている
- **point** 茎が太い
- **point** 切り口が新鮮
- **point** 葉が肉厚で丸みを帯びている
- **point** 葉が鮮やかな緑色

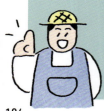

葉が鮮やかな緑色で肉厚、丸みを帯びていて、茎が太いのは、寒い中で糖分と養分を蓄えながら健康に育ったおいしい小松菜の証。逆に葉の色が薄いもの、茎がヒョロリと細いものは生育不良のサインです。また、鮮度は主に根元と葉先に現れます。葉がしおれている、黄色っぽく変色している、根元の切り口が乾燥したり黒ずんだりしているものは、鮮度が落ちているので避けましょう。

処理法

油で炒めると、水溶性栄養素を失わず、かつ脂溶性栄養素の吸収がよくなるので、栄養価の高い小松菜料理ができます。
小松菜は生食もOK。サラダにしてオイルドレッシングをかければ、水溶性栄養素も脂溶性栄養素も効率的に摂取できます。

サッと洗って根を切り落とした小松菜約200gを、切らずに耐熱容器に入れてふんわりとラップをかけ、電子レンジ（500W）約2分半。

茹でる場合は、切らずに、沸騰したお湯に茎だけ入れて30秒、さらに葉まで入れて30秒。水溶性栄養素が流出しすぎないよう、茹ですぎに注意。

保存法

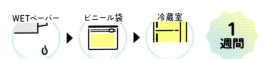

- 買ったときのパッケージの封が閉じられていれば、そのまま冷蔵室に入れても。

冷凍する場合は……　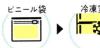

- 冷凍すると繊維が壊れ、料理の味が染みやすくなります。

 農家だから知っている！ おいしい野菜の食べ方

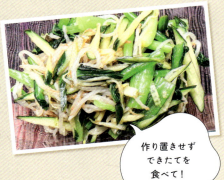

作り置きせずできたてを食べて！

小松菜ともやしのナムル

小松菜をサッと茹でて歯ごたえを残し、きゅうりや湯通ししたもやしとともにごまの香り高いナムルにすれば、白いごはんがいくらでもいけちゃいます。野菜の水をよく切り、ごま油、しょうゆ、中華スープの素、おろしにんにくであえるだけ。

監修者コラム

知っておきたい
「野菜の栄養」の大事な話

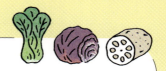

　私たちの体の燃料はたんぱく質・脂質・糖質です。これら3大栄養素にはカロリーがあり、体のあらゆる機能は3大栄養素のカロリーを体内でエネルギーに変える（代謝する）ことで成り立っています。

　野菜に豊富に含まれる「微量栄養素（ビタミン、ミネラル）」にはカロリーがありません。しかし、たとえば「ビタミンB1は糖質代謝を促進する」というように、非常に複雑な代謝プロセスには微量栄養素が必要不可欠です。その働きがなければ、カロリーをとっても体内でうまくエネルギーに変換されず、元気に活動できなくなってしまうでしょう。

　それだけではありません。体内では常に「活性酸素」という物質が発生しています。俗に「サビ」とも言われますが、活性酸素は細胞を酸化させ、血管の劣化や肌の衰えといったあらゆる老化現象を促進します。ひいては生活習慣病の誘発要因にもなります。

　そんな厄介な活性酸素を除去するために重要な役割を果たすのも、微量栄養素です。3大栄養素・ビタミン・ミネラル・食物繊維と並び「第7の栄養素」と呼ばれるフィトケミカルも同様です。

　みなさんは「ビタミンCはアンチエイジングに効果的」「目の健康にはアントシアニン」なんて聞いたことはありませんか？　これもビタミンCやアントシアニンが強力な抗酸化物質だからなのです。

　野菜にはエネルギーとなる3大栄養素を多く含むものは少ないのですが、さまざまな症状の改善に効果的な微量栄養素を豊富に含むものはたくさんあります。つまり日々野菜をたくさん食べるほどに、美しく健やかな体が作られるということ。ごはんや肉・魚をしっかり食べながら、野菜もたくさん取り入れていきましょう。

こんなとき、
どんな野菜を食べたらいい？

症状別でわかる！
おいしくて体にいい
野菜の活用法

第2部

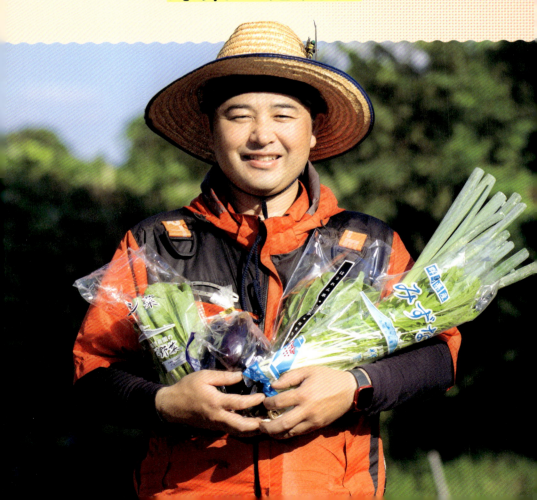

症状 ▶ 疲労

疲労とは、体を動かすのに十分なエネルギーや栄養、酸素が足りない、あるいは行き届いていないために、体がだるい、重い、動きたくない、気持ちが沈みがち……などの症状が現れている状態。元気が出る野菜を意識的に食べて、スタミナアップを図りましょう。

にんにく　→ 選び方・扱い方は p.66

三大栄養素の1つである糖質を代謝し、体内でエネルギーとして活用できるようにするには、ビタミンB1が欠かせません。そのビタミンB1の吸収を促進してくれるのが、にんにくに豊富に含まれる硫化アリルという成分。単にビタミンB1（豚肉など）をとるだけでなく、硫化アリルと一緒にとることで、糖質（ごはんやパンといった炭水化物）をより効率的にエネルギー利用できるようになり、スタミナアップにつながるのです。硫化アリルは玉ねぎや長ねぎ、にらなどにも豊富に含まれているので、にんにくたっぷりの肉野菜炒めやレバにら炒めがおすすめ。

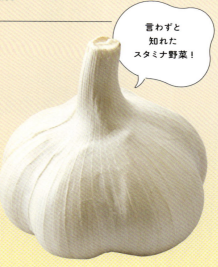

言わずと知れたスタミナ野菜！

オクラ　→ 選び方・扱い方は p.62

オクラには糖質を体内でエネルギーとして活用する際に欠かせないビタミンB1が含まれています。ビタミンB1はにんにくなどの硫化アリルと一緒にとると糖質代謝が促され、期待できる疲労回復効果がアップ。さらに効果増強を狙うなら、疲労回復物質のクエン酸を含む梅や酢と組み合わせるのも一案です。

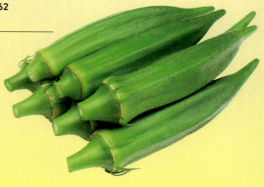

ほうれん草

→ 選び方・扱い方は p.92

ほうれん草に含まれる鉄、ビタミンC、マグネシウムは優秀な疲労解消物質。体内で酸素を運ぶ役割を担う赤血球中のタンパク質・ヘモグロビンの生成には鉄が欠かせないため、鉄が不足するとフラフラの鉄欠乏性貧血になってしまいます。またビタミンCは、強力な抗酸化物質として体内で発生した疲労物質（酸化物質）の除去に役立つうえ、鉄の吸収を助けます。さらにマグネシウムは気持ちを落ち着かせる作用によって快眠・熟睡を導き、寝ている間の脳や体のメンテナンスがスムーズに行われるようにしてくれます。

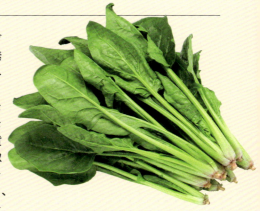

疲労解消！ おいしくて体にいい野菜料理

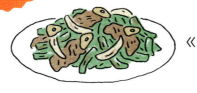

にんにくたっぷり肉野菜炒め

糖質をエネルギーに変える際に欠かせないビタミンB1豊富な豚肉×ビタミンB1の吸収を助ける硫化アリル豊富なにんにくという組み合わせは、疲労回復の鉄板方程式です。

ほうれん草ときのこの卵炒め

マグネシウムの吸収をよくするビタミンDに富むきのこ・卵と炒め合わせることで、ほうれん草のマグネシウムを効率的に摂取。鉄の吸収を助けるビタミンCは水溶性なので、ほうれん草の下茹ではごく短く。

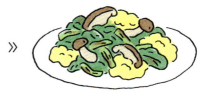

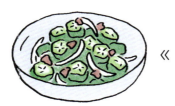

オクラと生玉ねぎの梅あえ

クエン酸を含む梅を合わせ、さっぱり食べられる"疲労解消食"に。硫化アリルは水溶性なので玉ねぎの薄切りは水にさらさず、常温で30分ほど置いて辛みを抜きます。

症状 → 便秘

便秘とは、便を押し出す腸のぜん動が減っていることで排便が滞っている状態。また、腸内の水分不足でも起こりやすい症状です。水分をしっかりとったうえで、便の形成や腸のぜん動を促してくれる野菜を意識的に食べることが、お通じの改善に直結します。

ごぼう
→ 選び方・扱い方は p.86

ごぼうは食物繊維が豊富な野菜の代表格。腸活にメリットだらけなので、便秘になったらまず食べたい野菜です。

オクラ
→ 選び方・扱い方は p.62

便秘解消には水溶性・不溶性、両方の食物繊維が重要。オクラにはどちらもバランスよく含まれています。

アスパラガス
→ 選び方・扱い方は p.20

アスパラガスには腸内の善玉菌のエサになるオリゴ糖も含まれており、食物繊維とダブルで便秘に効果的。

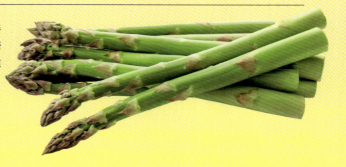

便秘解消のキー栄養素は「水溶性食物繊維」

食物繊維には不溶性と水溶性の2種類があり、両方とも便秘解消には欠かせません。不溶性食物繊維は、腸内に溜まった食べかすや老廃物など体内の不要物を絡め取り、十分な量の便を形成しますが、だからといって不溶性食物繊維ばかりとっていると、むしろ便が硬くなって詰まってしまう恐れがあります。そこで必要となるのが、ぜん動を促して排便を起こりやすくする水溶性食物繊維です。ただし、水溶性食物繊維のほうが多い野菜はないため、不溶性に偏りすぎていない野菜をとることが便秘解消の有効策となります。

その意味で、ごぼう、オクラ、アスパラガスは、どれも優良な"腸活野菜"の1つ。また、アスパラガスとごぼうには腸内の善玉菌のエサになるオリゴ糖も含まれています。腸の健康を握っている善玉菌がオリゴ糖を食べて増殖することで腸内環境を改善、便秘の解消にも役立ちます。

便秘解消！ おいしくて体にいい野菜料理

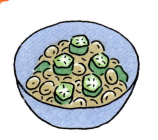

オクラ納豆

発酵食品は腸内環境の向上に役立つ「プロバイオティクス」の１つ。納豆も発酵食品なのでオクラ×納豆＝食物繊維×プロバイオティクスの"ネバネバコンビ"で、便秘を撃退しましょう。小口切りのオクラと納豆、細かく刻んだオクラとひきわり納豆など、好みの食感で。

アスパラガスとごぼうのサラダ 〜ヨーグルトドレッシング〜

アスパラガスとごぼうに、無糖ヨーグルトにオリーブ油、塩・こしょうなどを混ぜたドレッシングを合わせれば、食物繊維×プロバイオティクスの"腸活サラダ"に。水溶性食物繊維を極力多くとるには、野菜は蒸す、もしくは電子レンジで加熱するといいでしょう。

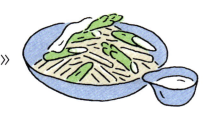

> 症状

胃腸の不調

胃腸の不調とは、胃酸が出すぎている、腸内環境が荒れているといった原因で、胃痛や胃もたれ、むかつき、お腹の張りやガスが生じている状態。胃を保護して働きを助ける野菜や腸内環境を整える野菜を食べて、疲れた胃腸を労ってあげてください。

キャベツ

→ 選び方・扱い方は p.80

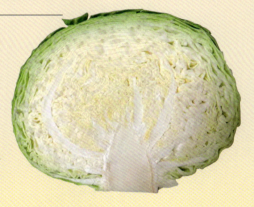

胃酸は食べものを消化・吸収する際に不可欠なものですが、分泌されすぎると胃の粘膜を傷つけ、痛みやむかつきの原因となります。そこで胃の保護に役立ってくれるのが、ビタミンU、その名も「キャベジン」と別称される栄養素。キャベツに多く含まれるビタミンUには胃酸の分泌を抑えて胃粘膜を保護するほか、腸を整える作用があります。ただし水溶性で熱に弱いため、健胃・健腸効果を得たいならキャベツは生で食べましょう。

大根

→ 選び方・扱い方は p.100

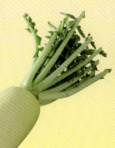

消化促進作用の秘密はジアスターゼ！

大根に含まれる「ジアスターゼ」という成分は、消化を促すことで健胃の助けになる消化酵素。ただし熱に弱く、おでんや煮ものなど大根を加熱する料理ではほぼ失われてしまいます。また、ジアスターゼは大根の皮にも多く含まれていることから、生で皮ごと大根おろしや大根サラダなどにするのがベスト。時間が経つごとにジアスターゼは減少していくため、大根をおろしたり切ったりするのは食べる直前にしましょう。

にんじん

→ 選び方・扱い方は p.38

強みはβカロテンだけじゃないんです

少し健康意識が高く栄養にも詳しい人なら、にんじんというと「βカロテンが豊富」というイメージが強いかもしれません。でも実は、にんじんは食物繊維にも富んでいます。不溶性・水溶性ともに含まれているため、にんじんには優れた整腸効果があると言えるのです。

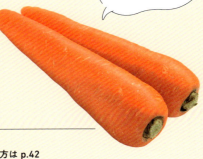

じゃがいも

→ 選び方・扱い方は p.42

茹でる、蒸すなど加熱したじゃがいもを冷やすと、熱によって柔らかくなったじゃがいものでんぷんが、ふたたび結晶化して「レジスタントスターチ」という形態に変化。レジスタントスターチは腸内の善玉菌のエサとなることで、腸内環境の正常化に役立ちます。

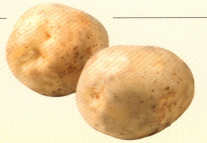

健胃健腸！ おいしくて体にいい野菜料理

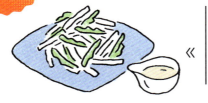

千切りキャベツと大根のサラダ

キャベツと大根には食物繊維も含まれているので整腸にも効果的。酸味のきいたドレッシングなら、胃もたれやむかつきがあってもさっぱり食べられます。

にんじん入りポテトサラダ

熱々ほくほくのじゃがいも料理もおいしいのですが、レジスタントスターチの整腸効果を得るなら、加熱後に冷やして食べるポテトサラダが最適。にんじんも加えれば、食物繊維を増強した"整腸ポテサラ"に。

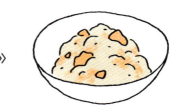

> 症状

肌荒れ

外側からのケアに意識が向きがちですが、肌は体の内側から作られます。各種ビタミンなどの栄養素のなかでも、特に肌の健康に役立つ野菜を食べれば、体の内側から肌が整い、乾燥、炎症、ニキビといった肌荒れにも改善効果が期待できるでしょう。

かぼちゃ

→ 選び方・扱い方はp.64

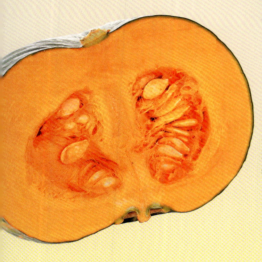

ビタミンA、ビタミンC、ビタミンEは強い抗酸化作用を持ち、栄養学の世界では「ビタミンACE（エース）」とも総称されています。抗酸化は、炎症の軽減、肌の修復促進、紫外線などにより生成される有毒物質・フリーラジカルの中和など、肌の健康には不可欠な作用。つまりビタミンACEは「肌荒れ解消のエース栄養素」であり、この3つをすべて含むのが、かぼちゃなのです（厳密には、かぼちゃに含まれるβカロテンが体内でビタミンAに変化します）。これらはかぼちゃの皮に特に豊富なので、むかずに料理すると抜群の美肌効果が期待できます。また、かぼちゃは食物繊維も豊富。腸内環境も肌の調子に影響するため、食物繊維をとって便通をよくすることも有効な肌荒れ対策です。食物繊維は特にかぼちゃのワタに多く含まれているため、種は除いてワタごと料理するといいでしょう。

モロヘイヤ

→ 選び方・扱い方は p.49

モロヘイヤは体内でビタミンAに変化するβカロテン、ビタミンC、食物繊維を多く含みます。βカロテンとビタミンCは抗酸化作用などにより肌荒れ解消に役立つ一方、食物繊維は腸から肌の健康にアプローチ。モロヘイヤを食べると、この両方の効果を狙えるのです。

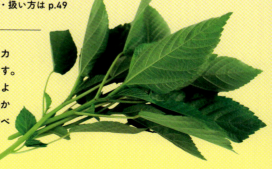

ブロッコリー

→ 選び方・扱い方は p.102

ブロッコリーも「肌荒れ解消のエース栄養素（ビタミンACE）」と食物繊維の美肌効果が期待できる野菜。さらにはフィトケミカルの一種、「アントシアニン」も多く含みます。アントシアニンとは、抗酸化・抗炎症作用、さらには血行促進により肌の新陳代謝を促すことで、肌荒れ解消に役立つ成分。ビタミンA、C、Eのうち特に多く含むのは、強力な抗酸化物質であると同時に、肌の潤いとハリの元であるコラーゲンの生成に欠かせないビタミンCです。ブロッコリーの葉軸（茎から生えている葉）は特にビタミンCに富み、葉軸を無造作に捨ててしまうのはブロッコリーの美肌効果を損ねているということ。これからは花蕾も茎も、そして葉軸も一緒に食べましょう。

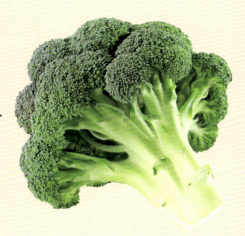

美肌復活！ おいしくて体にいい野菜料理

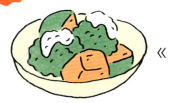

かぼちゃとブロッコリーの蒸し野菜サラダ

「ビタミンACE」のうちAとEは脂溶性、Cは水溶性。茹でるとビタミンCが流出してしまうので蒸し野菜にして、脂溶性のA、Eの吸収をよくするマヨネーズやオイルドレッシングをかけたら、ビタミンACE×食物繊維の"美肌サラダ"に。

モロヘイヤとベーコンのコンソメスープ

脂溶性のβカロテンの吸収をよくするため、ベーコンと一緒にコンソメスープに。モロヘイヤに含まれるビタミンCは水溶性ですが、スープなら流出分も摂取できます。ただしビタミンCは熱に弱いので、あまり加熱せずサッと仕上げましょう。

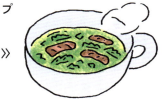

症状 ▶ むくみ

水は小腸で吸収され、毛細血管から細胞に取り込まれた後、代謝されて老廃物とともにリンパ液や血液に流れ、腎臓でろ過・排出されますが、必要に応じて再吸収されます。この循環が運動不足や塩分過多の食事により滞ると、余分な水分が皮膚下に溜まってしまう。これがむくみです。

きゅうり
→ 選び方・扱い方は p.46

塩分排出を促してむくみを解消するにはカリウムが重要。きゅうりはカリウム含有野菜の代表格です。

長いも
→ 選び方・扱い方は p.88

長いももカリウムが豊富。千切りやとろろにして生で食べるほか、サッと炒めるのもおすすめです。

とうもろこし
→ 選び方・扱い方は p.52

とうもろこしのむくみ解消効果で特筆すべきは「ひげ」。身より多くカリウムが含まれています。

むくみ撃退のキー栄養素は「カリウム」

野菜でむくみに対処するには、とりすぎた塩分の排出を促すこと。そして塩分の排出を促すには「1にカリウム、2にカリウム、3、4がなくて5にカリウム！」というくらい、カリウムを多く含む野菜を食べることが重要です。というわけで、むくみの解消には、とにかくカリウムに富むきゅうり、長いも、とうもろこしをおすすめします。

きゅうりはカリウムを多く含む代表格とも言える野菜。いも類は長いもに限らず、全般的にカリウムに富んでいます。また、とうもろこしは、カリウムの含有量自体は特筆して多いわけではないのですが、他のカリウム含有野菜に比べると、茹でてもカリウムが失われにくい点がメリットです。また、とうもろこしのひげにはカリウムが多く含まれるので、むくみの解消には、皮をむくと現れるきれいなひげも一緒に食べたほうが効果的。むくみ対策のために、市販の「とうもろこしのひげ茶」を常備しておくのもいいでしょう。

ただし腎臓疾患のある方はカリウムの過剰摂取に注意が必要なので、医師、栄養士の指示に従ってください。

むくみ撃退！

おいしくて体にいい野菜料理

長いものスパイス炒め

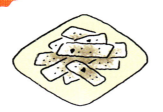

ジンジャーパウダーやチリパウダーなどで調味すればむくみの一因の塩分はほぼゼロ。長いものカリウム×スパイスの発汗作用で、体内の余分な塩分と水分の排出を促します。カリウムは熱に弱いので、あまり油を高温にせず手早く炒めましょう。

長いも、きゅうり、とうもろこしのおかかあえ

カリウムに富む3種の野菜を使った"むくみ対策食"。角切りにした長いもときゅうり、とうもろこしをかつお節であえ、しょうゆをほんの少したらせば、ほどよく味がまとまります。かつお節のうまみが加わるおかげで、しょうゆはごく少量で十分。塩分抑制になります。

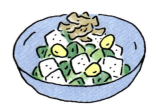

症状 ▶ 二日酔い

二日酔いとは、お酒を飲み過ぎた翌日に襲ってくる頭痛、吐き気、胃痛などの不快症状。アルコールの代謝と排出を助け、消化器の症状を和らげる栄養素に富む野菜が、そんなつらい二日酔いからの復活をサポートしてくれます。

大根
→ 選び方・扱い方は p.100

アルコールは胃と小腸で吸収された後、肝臓でアルコール脱水素酵素などによってアセトアルデヒド、さらに酢酸へと分解され、最終的に水と二酸化炭素に分解されて尿、汗、呼気を通じて排出されます。二日酔いの頭痛や吐き気を引き起こす犯人は、毒性の高いアセトアルデヒド。そこで助けとなるのが大根に多く含まれるビタミンCです。ビタミンCにはアルコール代謝を担っている肝臓を保護する抗酸化作用のほか、アセトアルデヒドを酢酸に変換する酵素の働きを高める作用もあるのです。また、大根の消化酵素「ジアスターゼ」には、アルコールの過剰摂取による消化不良や胸焼けを解消する効果が期待できます。

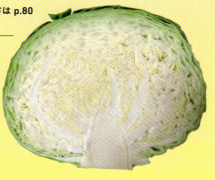

ビタミンCと消化酵素のダブル効果！

キャベツ
→ 選び方・扱い方は p.80

キャベツも、アルコール代謝を担う肝臓を保護し、アセトアルデヒドを酢酸に変換する酵素の働きを高めるビタミンCが豊富な野菜。また、ビタミンUは胃粘膜保護と整腸の作用があるため、むかつきなど二日酔いによる胃腸の不調を軽減する効果も期待できます。

できればごはんやお肉も一緒にとろう

実はバランスのとれた栄養補給こそ、もっとも手っ取り早い二日酔い解消法。アルコール代謝を助けるビタミンC、消化を促すジアスターゼ、胃粘膜を保護するビタミンUなど二日酔いを狙い撃ちできる栄養素を取りつつ、少しはエネルギーになるものも補ったほうがいいので脂質、糖質、たんぱく質も無理なくとりましょう。

しっかり食べるのは無理でも、たとえば、おなかに優しいスープごはんなら受け付けやすいはずです。また、二日酔いはアルコールにより体内のミネラルバランスが崩れている状態でもあるので、大根とキャベツを味噌汁にして塩分（ナトリウム）を補給するのもおすすめ。食欲があるようなら、肉や魚、豆腐をおろしあえにする、大根おろしを添えるなど、おかずに大根を取り入れれば、比較的早く二日酔いは解消されるでしょう。

サヨナラ二日酔い！

おいしくて体にいい野菜料理

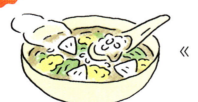

大根、キャベツ、溶き卵のスープごはん

大根とキャベツをコンソメや中華スープでサッと煮て、少量のごはんを加え、溶き卵でとじたスープごはんです。ごはんで糖質、卵でたんぱく質・脂質も補えます。

しらすおろし

気持ち悪くて何も食べる気がしなくても、甘酢やポン酢をかけた大根おろしなら食べられるでしょう。しらすをのせてたんぱく質をプラス。大根の辛みが刺激となる場合もあるので、辛みがある下部ではなく甘みがある上部を使うといいでしょう。

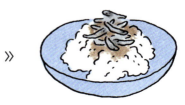

> 症状

疲れ目

目がショボショボする、かすむ、充血する、見えづらい、目の奥がダル重い……パソコンやスマホの普及により、現代人の多くが慢性眼精疲労と思われます。特に気になるときは、目にいいと認められている栄養素を含む野菜を積極的に食べ、目を労りましょう。

紫キャベツ
→ 選び方・扱い方は p.82

ただのキャベツではなく紫キャベツ。それは目にいいと認められている「アントシアニン」が豊富だからです。

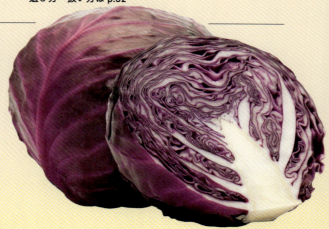

赤じそ
→ 選び方・扱い方は p.70

赤じそもアントシアニンが豊富。アントシアニンの色素は紫色であり、青じそでは得られません。

疲れ目スッキリのキー栄養素は「アントシアニン」

紫キャベツ、赤じそ、ともに「アントシアニン」に富む野菜です。アントシアニンとはフィトケミカル（植物に含まれ、「第7の栄養素」と呼ばれる物質）の1つ。目を酸化ストレスから守る抗酸化、目の筋肉の緊張を解く血流促進といった作用により、視力回復など目の健康に役立つことがわかっています。アントシアニンの色素は紫色。紫キャベツと赤じその鮮やかな紫色は、アントシアニンが豊富であることを示す色と言えるのです。

紫キャベツは生でサラダやマリネに。赤じそというと梅干しを漬けるときに加えるイメージが強いかもしれませんが、その他のアイデアは乾燥させて「ゆかりごはん」にする、野菜の「赤じそ漬け」にするなど。風味豊かな赤じそのおかげで塩分控えめでも満足感が出るため、減塩にも役立ちます。

疲れ目スッキリ！ おいしくて体にいい野菜料理

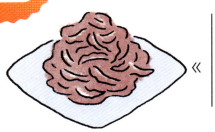

紫キャベツのマリネ

アントシアニンは水溶性で熱に弱いため、水にさらさず生で食べるのが理想。アクが少ない紫キャベツは生食に向いていますが、酢と油でマリネにすると食感が少ししんなりして、より食べやすくなるでしょう。

野菜の赤じそ漬け

大根やかぶ、長いも、きゅうりなどの野菜を赤じそと一緒に漬ければ、ただのおいしい漬物が、"おいしくて目にいい"漬物に。皮にアントシアニンが多く含まれるなすを漬ければ、赤じそとのダブル効果も期待できます。先に赤じその塩漬けを作っておいて、そのつど細く刻んで野菜とあえる方法でもいいでしょう。アントシアニンをゴクゴク摂取できる赤じそジュース（p.70）もおすすめです。

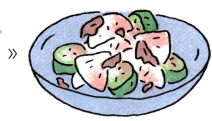

症状 ▶ 免疫低下

疲労やストレス、季節の変わり目といった外的要因は免疫低下を招き、風邪などにかかりやすくなります。こうした要因に思い当たるときは特に、免疫強化に役立つ栄養素を含む野菜が、病気予防の心強いサポーターになってくれるでしょう。

白菜　→ 選び方・扱い方は p.90

白菜に含まれる「イソチオシアネート」。あまりなじみがないかもしれませんが免疫強化に役立ちます。

長ねぎ　→ 選び方・扱い方は p.84

免疫強化にはビタミンCも重要。ビタミンC豊富な野菜は数ありますが、長ねぎもその1つです。

大根　→ 選び方・扱い方は p.100

大根もイソチオシアネート豊富な野菜。ぜひ長ねぎ、白菜と合わせて"免疫強化"料理を作りましょう。

免疫強化のキー栄養素は「イソチオシアネート」「ビタミンC」

免疫強化にはエネルギーになる糖質・脂質・たんぱく質をはじめ、体の諸機能を底上げする多種多様な栄養素をバランスよくとることが重要です。なかでも野菜が免疫強化に役立つのは、イソチオシアネートとビタミンCの供給源となること。ここに挙げた野菜のうち、長ねぎはビタミンC、白菜と大根はイソチオシアネートとビタミンCの両方に富んでいます。

イソチオシアネートはフィトケミカルの1つで、抗酸化作用（体内で発生した有害物質・活性酸素を除去する）や、解毒作用（肝臓の解毒酵素を活性化することで有害物質の排出を促す）、抗炎症作用（免疫の過剰反応を抑え、免疫システムを整える）などにより、免疫強化に役立つことが認められています。また、ビタミンCは白血球中に多くあり、外敵と戦う白血球をサポート。つまり体内のビタミンCの減少は免疫低下に直結すると言え、ビタミンCを外から意識的に補うことも免疫強化につながるというわけです。

免疫強化！ おいしくて体にいい野菜料理

白菜と大根のキムチの素あえ

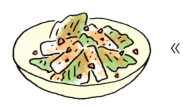

キムチといっても漬け込んだものではなく、細切りにした白菜と大根にキムチの素をまぶすだけ。ビタミンCとイソチオシアネートは水溶性で熱に弱く、しかもイソチオシアネートは揮発性もあるため、長時間煮込むのも、切ったりすりおろしたりしてから時間を置くのも NG。切りたての新鮮な白菜と大根を生で食べるのが一番です。

大根、長ねぎと白身魚のうま煮

大根と長ねぎを白身魚と一緒に短時間でサッと煮ます。免疫強化をサポートするイソチオシアネートとビタミンCに、魚の良質なたんぱく質をプラス。加熱によってイソチオシアネートは多少減少しますが、煮汁も食べるうま煮ならビタミンCの損失は抑えられますし、温かい料理は生野菜よりたくさん食べられるというメリットも。

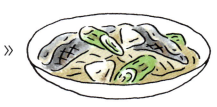

> 症状

冷え性

栄養素や酸素を運んでいる血液は体温の元でもあります。冷え性とは、何らかの理由で血管が収縮して血流が悪くなっている状態なので、外からいくら温めてもあまり効果はありません。血管拡張・血流促進作用のある野菜をとって、体の内側から温めていきましょう。

しょうが

→ 選び方・扱い方は p.67

しょうがに含まれる「ジンゲロール」という物質はフィトケミカルの1つで、血流を促進することで冷え性の改善に役立ちます。その効果をより高めるには、しょうがを加熱すること。熱によりジンゲロールは「ショウガオール」という物質に変化するのですが、体を内側から温める作用は、このショウガオールのほうが高いのです。

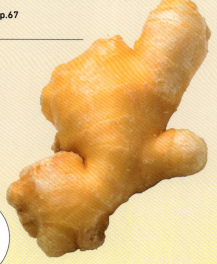

ショウガオールでカラダの中からぽかぽか！

にんにく

→ 選び方・扱い方は p.66

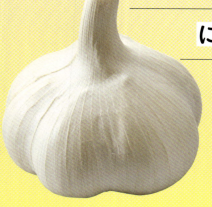

にんにくに含まれる「スコルジニン」という物質には末梢血管を拡張する作用があります。それにより血流が促進されるため、にんにくもまた冷え性の改善に役立つと言えます。スコルジニンは脂溶性で加熱によって生成するため、炒めものなど油と一緒に調理すると効果的です。

にら

→ 選び方・扱い方は p.24

にらの根元の白い部分には「硫化アリル」が豊富。糖質代謝に欠かせないビタミンB1の吸収を助けることで疲労回復に役立つ硫化アリルですが、実は血流促進効果により、体を温める作用もあるのです。その他、かぼちゃやモロヘイヤ、パプリカに含まれるビタミンEにも血管拡張・血流促進作用があり、冷え性改善に役立つと言えます。

> 白い茎も栄養満点全部食べて！

冷え撃退！ おいしくて体にいい野菜料理

にら玉

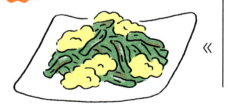

しょうがとにんにくも加えれば、ショウガオール、スコルジニン、硫化アリルと、血管拡張・血流促進成分が3つそろった"体ぽかぽか料理"に。同じ具材で温かい中華スープにするのもおすすめです。

にら餃子

硫化アリルは細かく切るほど増えるので、にらの青い部分も白い部分もすべてみじん切りにして餃子に。餃子といえばにんにく、しょうがも付きもの。つまりスコルジニン、ショウガオールも一緒にとれる"冷え性対策料理"になります。

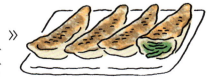

> 症状

肩こり

肩こりとは猫背や同じ姿勢が続くことで、肩まわりの血流が悪化し、筋肉が硬くなっている状態。マッサージや整体などの施術を受けるのもいいのですが、血流を改善する成分を意識的にとって、体の内側からも肩こり解消を目指しましょう。

かぼちゃ
→ 選び方・扱い方は p.64

体の中から肩こりにアプローチするにはビタミンEが重要。かぼちゃはビタミンに富む野菜の代表格です。

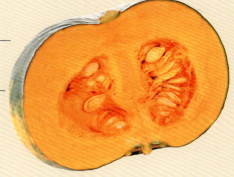

モロヘイヤ
→ 選び方・扱い方は p.49

モロヘイヤもビタミンEが豊富。ネバネバごと食べて、その他の栄養素も無駄なくとりましょう。

パプリカ
→ 選び方・扱い方は p.54

同じくビタミンEに富むパプリカは、筋肉疲労に効果的な貝類や甲殻類と組み合わせるのもおすすめです。

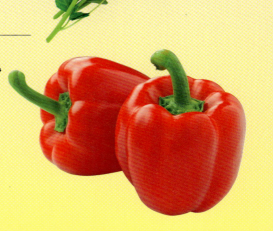

肩こり解消のキー栄養素は「ビタミンE」

かぼちゃ、モロヘイヤ、パプリカ、すべてビタミンEが豊富な野菜です。抗酸化作用による老化抑制、疲労解消、免疫強化、美肌などさまざまな方面に役立つビタミンEに、もう1つ期待できるのが、末梢血管を拡張して血流をよくする作用。つまり、ビタミンEに富むかぼちゃ、モロヘイヤ、パプリカは内側からの肩こり解消をサポートしてくれる野菜と言えます。

その他、しょうがのジンゲロール（加熱するとショウガオールに変化）、にんにくのスコルジニン、にらの硫化アリルにも血流改善作用があり、肩こり解消の助けとなります。かぼちゃ、モロヘイヤ、パプリカにこれらの食材を組み合わせることで、より効果的な肩こり解消食に。

同じ姿勢が続くと血流が滞って肩がこりやすいので、1時間に一度は肩まわりを動かす、温めるなどを習慣づけ、また、どうしてもつらいときには医療機関の手も借りながら、血流改善に役立つ野菜を意識的にとって日ごろからケアしていきましょう。

肩こり解消！

おいしくて体にいい野菜料理

かぼちゃのモロヘイヤあんかけ

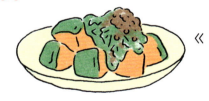

とろとろのモロヘイヤと出汁を合わせて、蒸したかぼちゃにかけた一品。モロヘイヤのあんに豚肉など脂質を含む食材を加えると、脂溶性のビタミンEの吸収率が上がり、より血流改善に効果的なおかずになります。

パプリカとえびのガーリック炒め

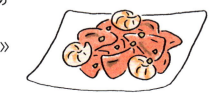

パプリカのビタミンE×にんにくのスコルジニンでダブルの血流改善効果が期待できる一品。さらにえびに含まれる「タウリン」という物質には筋肉疲労の解消をサポートする作用があるため、より効果的な"肩こり対策食"です。

症状 ▶ ストレス

仕事や人間関係などでストレスを感じることは日々あるはず。野菜ひとつですべて解消とはいきませんが、ストレス軽減に役立つ栄養素は確かにあります。それを含む野菜を食生活に取り入れて、ストレス社会を生き抜くサポート役になってもらいましょう。

小松菜
→選び方・扱い方は p.104

「ストレスにはカルシウム」——これは本当のこと。カルシウム豊富な小松菜でストレス対策しましょう。

チンゲンサイ
→選び方・扱い方は p.78

チンゲンサイもカルシウム豊富な野菜の1つ。中国料理でおなじみですが実は和風や洋風にも合います。

カリフラワー
→選び方・扱い方は p.102

カリフラワーに多く含まれるビタミンCは、カルシウム＋もう1つ、ストレス対策に役立つ栄養素です。

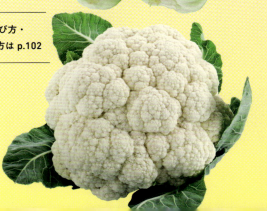

ストレス軽減のキー栄養素は「カルシウム」「ビタミンC」

イライラや不安感といったストレス症状に効果的とされる成分は、主に2つ。まず1つめ、もっとも効果が期待できるのは小松菜とチンゲンサイに多く含まれるカルシウムです。

カルシウムは脳の神経伝達物質の放出を助け、神経細胞同士のやり取りを円滑にする作用があります。それが神経の興奮を抑えることにつながり、結果としてイライラなどの感情が収まりやすくなるのです。また、ストレス要因を感知すると「コルチゾール」というホルモン分泌され、心身の緊張を高めることでストレスに対抗してくれるのですが、過剰分泌されると、むしろストレス症状が続いてしまいます。ここでもカルシウムの出番。コルチゾールの分泌量や働きを調整し、ストレス症状が適度に収まるよう働いてくれます。

そしてもう1つは、カリフラワーに含まれるビタミンCです。強い抗酸化作用を持つビタミンCですが、実は体内のコルチゾールレベルを下げる作用もあります。さらには気分を落ち着かせる神経伝達物質「セロトニン」の生成にも関わっています。

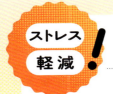

おいしくて体にいい野菜料理

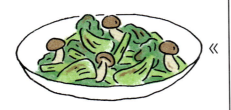

小松菜、チンゲンサイ、きのこの炒め煮

カルシウムの吸収をよくするにはビタミンDが欠かせません。カルシウムに富む小松菜とチンゲンサイ、優秀なビタミンD食材であるきのこ類を炒め合わせれば、簡単便利な"ストレス軽減食"になります。ビタミンDは脂溶性なので、まず油で炒めることで吸収率アップ。

カリフラワーのピクルス

水溶性ビタミンのビタミンCをなるべく多くとれるよう、加熱せず生のカリフラワーをピクルスにします。ほどよい酸味で気分もすっきり。

症状 ▶ 肥満

肥満はさまざまな生活習慣病につながります。対策には適度な運動習慣やカロリーコントロールが重要であり、「○○を食べたら痩せる」という話ではありません。毎日の食事が少しでも太りにくいものになるよう、次の野菜を意識的に取り入れてみてください。

きのこ

→ 選び方・扱い方は p.30、p.68、p.71〜73

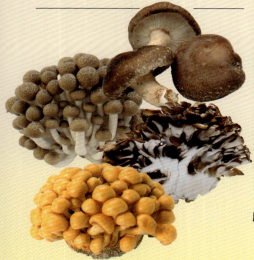

きのこは全般的に食物繊維の一種「βグルカン」が豊富。食事をとると血糖値が上がり、インスリンというホルモンが分泌されて血糖を脂肪に変えます。これは血糖を下げるために欠かせない体の正常機能なのですが、急激に血糖値が上がるとインスリンの分泌も急上昇し、それだけ血糖が脂肪に変換されやすいというデメリットが発生してしまいます。βグルカンは、胃の中でゲル状になることで食べものの消化・吸収をゆっくりにします。これにより食後血糖値の上昇が緩やかになるため、インスリンの分泌が安定し、血糖が脂肪に変換されやすくなるというデメリットが抑えられるのです。また、βグルカンには腸内でもゲル状になり、コレステロールや脂肪の腸壁からの吸収を抑える作用もあります。

らっきょう

→ 選び方・扱い方は p.33

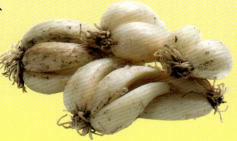

地味だけど脂肪撃退の優等生！

らっきょうに多く含まれる「サポニン」には、腸内での「脂肪合成を抑制」する作用、腸壁からの「脂肪吸収を制限」する作用、「脂質代謝（脂肪燃焼）を促進」する作用があります。つまり「脂肪を作らせない、入れさせない、燃やす」の全方位的に肥満の予防・軽減に役立つ成分と言えるのです。

ピーマン

→ 選び方・扱い方は p.54

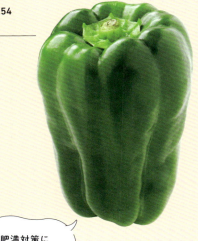

ピーマンに肥満対策の効果が期待できるのは、「クロロフィル」と「クエルシトリン」という2種のフィトケミカルが含まれているから。クロロフィルにはコレステロールの吸収を防いで体外に排出する作用があり、ピーマンの苦みの元でもあるクエルシトリンには血中の中性脂肪の代謝を促進し、脂肪が体内に蓄積されるのを防ぐ作用があります。コレステロールと中性脂肪、両方を低減させる作用があるピーマンも、肥満対策にうってつけの野菜と言っていいでしょう。

> 肥満対策に役立つ成分がいっぱい！

肥満予防！ おいしくて体にいい野菜料理

きのこ汁

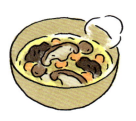

しいたけ、しめじ、まいたけなど複数種のきのこをふんだんに使って汁ものに。きのこに含まれるβグルカンは水溶性ですが、汁ものなら溶け出した分も摂取できます。石づきだけ切り落としたら、栄養の多い軸は細かく刻んでカサと一緒に料理しましょう。

ピーマンとらっきょうの蒸し炒め

ピーマンはクロロフィルとクエルシトリンを多く含むワタごと、らっきょうとともに少量の水で蒸し炒めます。脂溶性のクロロフィルは油で炒めることで吸収率アップ。ただしクエルシトリンとサポニンは水溶性です。熱に対しては比較的安定していますが、高温調理は避けましょう。

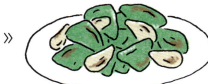

症状 ▶ 骨の弱化

骨は壊れては再形成されるというサイクルを繰り返しています。このサイクルが崩れて「壊れる」のほうが進みやすくなると骨密度が下がり、骨折しやすくなったりします。骨の再形成の促進に役立つ野菜を食べて、骨の強化につなげていきましょう。

つるむらさき
→ 選び方・扱い方は p.48

つるむらさきは骨を丈夫にするのに必要な3栄養素のうち2つ、カルシウムとビタミンKが豊富です。

春菊
→ 選び方・扱い方は p.96

春菊もカルシウムとビタミンKに富む野菜。ビタミンKはカルシウムによる骨の再形成をサポートします。

小松菜
→ 選び方・扱い方は p.104

カルシウム、ビタミンKともに富む野菜を食べれば効率的な骨の強化に。小松菜もそんな野菜の1つです。

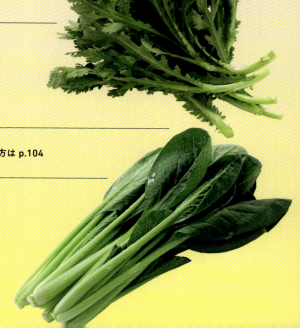

骨元気のキー栄養素は「カルシウム」「ビタミンK」

骨の再形成を促進するには、カルシウム、ビタミンD、ビタミンKの3つが必要です。まず、カルシウムは骨の主材料となる栄養素ですが、ただ摂取するだけでは骨の形成は促進されません。そこで重要になるのが、カルシウムの吸収を助けるビタミンDです。ビタミンDは腸管からのカルシウムの吸収を促進し、血中のカルシウム濃度を正常に保ちます。

しかし、これでもなお不十分で、最終的には、カルシウムを骨にくっつけなくては骨の再形成は成立しません。カルシウムが骨にくっつくには、「オステオカルシン」という特殊なたんぱく質が必要です。ビタミンKは、このたんぱく質を活性化させることで、カルシウムが骨にしっかり沈着するのをサポートするのです。

つるむらさき、春菊、小松菜には、カルシウムとビタミンKが多く含まれています。あと1つ必要な栄養素、ビタミンDを豊富に含む食材と合わせて、骨を丈夫にする料理を作っていきましょう。

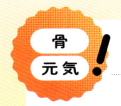

おいしくて体にいい野菜料理

小松菜、春菊、ツナのサラダ

小松菜と春菊に、優れたビタミンD食材であるツナを合わせた"骨元気サラダ"。小松菜と春菊のカルシウムは水に溶けにくい性質があり、ビタミンKは脂溶性なので生でも下茹でしてもOK。ツナ自体に脂質が含まれていますし、オイル系のドレッシングをかければ、脂溶性のビタミンKとビタミンDの吸収もばっちりです。

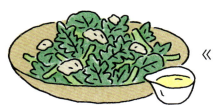

かつお節たっぷり つるむらさきのおひたし

つるむらさきのおひたしに、かつお節をたっぷりかけてビタミンDをプラス。ただのおひたしが、骨強化に役立つおひたしに大変身です。

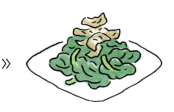

> 症状 ▶ # ドロドロ血液

食生活の乱れや運動不足により血液中の脂肪分が増えると、いわゆる「ドロドロ血液」になります。すると血管が古いホースのように硬くもろくなる動脈硬化、心筋梗塞、脳梗塞、脳出血などを招きかねないので、日々食べるものにも気を配り、早めに対策するに越したことはありません。

玉ねぎ　→ 選び方・扱い方は p.26

玉ねぎは"血液サラサラ成分"として知られる「硫化アリル」が豊富。硫化アリルには血液の凝固を防ぐことで血液の流れをスムーズにする作用があります。また、強力な抗酸化物質でもある硫化アリルは、血管を酸化ストレスから守ることで血管の健康にも効果的。硫化アリルをしっかりとるなら、玉ねぎを水にさらすのはNGです。硫化アリルは水溶性なので、玉ねぎの辛みを抜くには、切ってから20～30分常温に置きましょう。

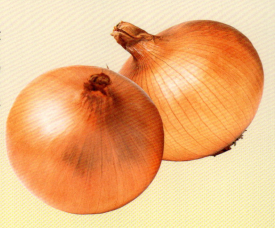

トマト　→ 選び方・扱い方は p.56

トマトに多く含まれる「リコピン」という物質はフィトケミカルの1つ。強力な抗酸化物質であり、血中のLDLコレステロールの酸化を防ぐことで、血液の流れを正常に保つ作用があります。これにより血管が若く健やかに保たれやすくなるため、結果的に動脈硬化の予防にも役立つ栄養素です。

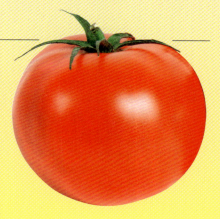

みょうが

→ 選び方・扱い方は p.69

みょうがの香りの元でもある「αピネン」という成分には、血行促進作用があります。また、αピネンも強力な抗酸化物質をもつフィトケミカルの1種ですから、玉ねぎの硫化アリル、トマトのリコピンと同じく、血管を健康に保つよう働くことで動脈硬化の予防にも役立ちます。

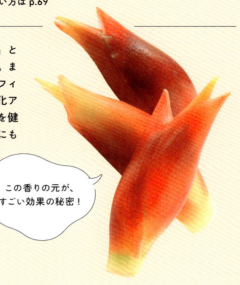

この香りの元が、すごい効果の秘密！

血液サラサラ！ おいしくて体にいい野菜料理

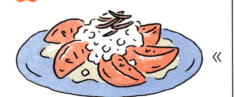

トマトサラダ〜玉ねぎとみょうがのドレッシング〜

細かく刻んだ玉ねぎとみょうがのドレッシングを、生トマトにたっぷりかけて食べるサラダ。ドレッシングに使う酢にも、血液サラサラ効果が期待できます。その他、玉ねぎのマリネやみょうがのピクルスなどでも同様のダブル効果を狙えます。

トマト、みょうが、玉ねぎの冷製パスタ

"血液サラサラ野菜"の冷製パスタ。トマト、みょうが、玉ねぎをにんにくとオリーブ油で炒めて冷まし、氷でしめたパスタをあえれば完成です。

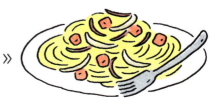

症状 ▶ 貧血

貧血とは血液中の赤血球や、赤血球中のたんぱく質、ヘモグロビンが不足している状態。酸素が体のすみずみまで行き渡らなくなるので、めまい、息切れ、動悸といった症状が現れます。少しでも改善するには、赤血球を増やす作用のある成分をとることが重要です。

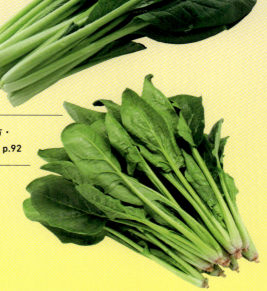

水菜
→ 選び方・扱い方は p.94

水菜は血液を作るのに欠かせない鉄が豊富。サラダにおひたしに鍋にと、使い勝手もいい野菜です。

小松菜
→ 選び方・扱い方は p.104

小松菜も鉄に富む野菜の1つ。これら植物性の鉄＋動物性の鉄もとると、より効果的な貧血対策になります。

ほうれん草
→ 選び方・扱い方は p.92

血液を作るには鉄のほかビタミンCも必要。水菜、小松菜、そしてほうれん草は両方とも豊富です。

貧血解消のキー栄養素は「鉄」「ビタミンC」

赤血球中のタンパク質、ヘモグロビンが十分に生成され、正常に機能すると、体のすみずみまで酸素が行き渡ります。酸素は、体の各部位が正常に働くためのエネルギーを作る際に必須なので、ヘモグロビン不足は全身のエネルギー不足につながり、その症状の1つとして貧血症状が現れるというわけです。

そんなヘモグロビンの生成に鉄が欠かせないことは、すでによく知られているかもしれません。しかし単に鉄を摂取すればいいわけではなく、鉄の吸収を助けるビタミンCも一緒にとることが理想です。より厳密に言うと、植物に含まれる「非ヘム鉄」は単体だと体内での吸収率が低いのですが、ビタミンCと一緒にとることで吸収率が上がるのです。

ここで挙げた水菜、小松菜、ほうれん草は、鉄、ビタミンCともに豊富な野菜。どれか1つを主材料とするだけでも貧血解消を助ける料理ができますが、体に吸収されやすい「ヘム鉄」という形の鉄を含む動物性食材（赤身肉、レバーなど）を合わせると、より効果的です。

貧血解消！ おいしくて体にいい野菜料理

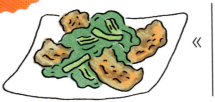

牛肉の青菜あんかけ

鉄とビタミンCが豊富な小松菜とほうれん草を、牛肉のヘム鉄が後押し！ 赤身の牛肉に片栗粉をまぶして揚げ、ほうれん草と小松菜で作ったあんをかけます。赤身肉のパワーを貧血解消に役立てましょう。

水菜とあさりの酒蒸し

貝類もヘム鉄が豊富な食材。赤血球の生成を助けるビタミンB12も含まれており、水菜との相乗効果を期待できます。殻付きのあさりに酒を加えて蒸し、口が開いたら鉄とビタミンCに富む水菜を加え、サッと仕上げます。

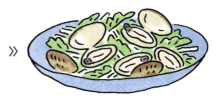

> 症状

老化

誰もが老化現象から逃れることはできませんが、「日々、何を食べるか」で加速を食い止めることはできるでしょう。老化の原因を取り除く成分を含む野菜を食べて、若々しい肌と内臓を作っていきましょう。

れんこん
→ 選び方・扱い方は p.83

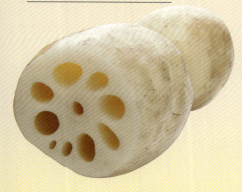

れんこんに多く含まれる「タンニン」というフィトケミカルの一種とビタミンCは、ともに強力な抗酸化物質です。体内では絶えず活性酸素が発生しており、これが肌のシワやシミなど見た目の老化を進める一大要因となります。この活性酸素を除去する抗酸化物質は、老化の進行を抑え、肌のシワやシミを予防、改善する助けに。また、ビタミンCは肌の潤いやハリ・ツヤの元であるコラーゲンの生成に欠かせないという点でも、見た目の若々しさに寄与します。タンニンは特にれんこんの皮に多く含まれているので、皮はむかずに料理しましょう。

なす
→ 選び方・扱い方は p.50

なすに多く含まれる「ナスニン」「クロロゲン酸」も強力な抗酸化物質。紫色の色素をもつアントシアニンの一種、ナスニンには、老化の一因である炎症を抑える作用や、血管を保護し、血流を改善する作用があります。また、ポリフェノールの一種であるクロロゲン酸には糖尿病につながる血糖値の急上昇を抑える作用や、脂肪の分解を促進する作用があります。つまりなすは、肌の若さにも内臓の若さにも役立つと言えるのです。

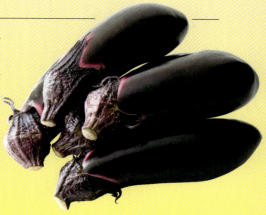

かぶ

→ 選び方・扱い方は p.28

かぶにはビタミンCと「グルコシノレート」という物質が多く含まれています。ともに強力な抗酸化物質としてアンチエイジングの助けになります。また、グルコシノレートは体内で「イソチオシアネート」に変化。イソチオシアネートには、肝臓の解毒酵素を活性化して体内の有毒物質の排出を助けることで老化を抑える作用、さらには老化の一因である慢性炎症を抑える作用があります。ビタミンCは特にかぶの葉に多く含まれています。

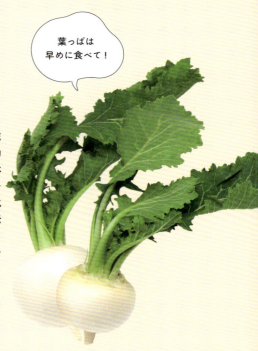

葉っぱは早めに食べて！

老化予防！ おいしくて体にいい野菜料理

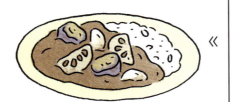

れんこん、かぶ、なすのカレー

極力栄養を損ねないために、手早くスパイスで炒めて水を加え、軽く煮込んだら完成。カレースパイスに含まれるウコンは、細胞の健康を保つ「オートファジー」を促進するので、野菜のアンチエイジング効果を増強できます。

なすとかぶの味噌炒め

味噌も細胞の健康を保つ「オートファジー」を促進する食材の1つ。老化抑制に役立つなすとかぶを一緒に油で炒め、甘辛い味噌ベースのたれで仕上げれば、おいしい"アンチエイジング食"に。

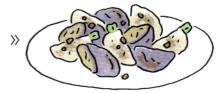

> 症状 ▶ # 不眠

睡眠中は、細胞の修復や免疫機能の強化、脳内での記憶の整理と定着、血圧の調整などが行われます。こうしたプロセスが滞ってしまう不眠は万病の元。気分をリラックスさせ、快眠を導く成分をとって、睡眠の量・質ともに充実させていきましょう。

にんにく
→ 選び方・扱い方は p.66

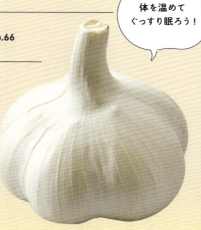

体を温めてぐっすり眠ろう！

にんにくに多く含まれる硫化アリルは"血液サラサラ"成分として知られていますが、血液をサラサラにする、つまり血流をよくするというのは、体を温めて眠りにつきやすい状態を作ってくれるということでもあります。また、硫化アリルには神経を鎮めて気分を落ち着かせる作用もあり、精神的にも快眠をサポートしてくれます。

トマト
→ 選び方・扱い方は p.56

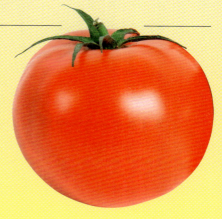

トマトには、脳内で神経伝達物質として働く「GABA（ギャバ）」というアミノ酸が多く含まれています。GABAの脳内での働きは抑制系であり、ストレスホルモンの分泌を抑制するなど脳の興奮を抑え、気分をリラックスさせる機能があります。また、GABAは睡眠そのものにも作用します。睡眠中はレム睡眠とノンレム睡眠が周期的に繰り返されるのですが、GABAはそのバランスを調整することで、質のいい睡眠をもたらすように働いてくれるのです。

ほうれん草

→ 選び方・扱い方は p.92

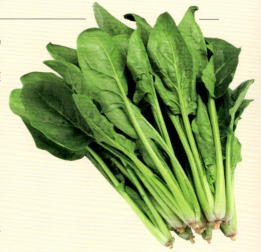

ほうれん草に含まれるマグネシウムには、神経の興奮を沈静化して気分をリラックスさせる作用や筋肉の緊張をほぐす作用があり、頭・心・体のこわばりが取れることが快眠につながると言えます。また、マグネシウムはスムーズな入眠に必要なホルモン、「メラトニン」の生成もサポート。メラトニンは「トリプトファン（アミノ酸の一種）」から作られる「セロトニン（脳内神経伝達物質の一種）」を材料とするため、肉類や青魚、大豆製品などトリプトファンに富む食材とほうれん草を一緒にとると、セロトニン→メラトニンの生成が促進されると言えます。

不眠改善！おいしくて体にいい野菜料理

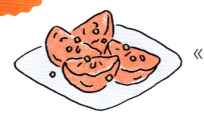

トマトのにんにく炒め

トマトとにんにくの快眠成分（GABA、硫化アリル）を同時にとれるシンプルな炒めもの。寒い時期には同じ材料を使ってスープにすれば、体が温まって快眠効果アップが期待できます。

ほうれん草、きのこ、鶏むね肉のグラタン

ほうれん草のマグネシウムの働きを増強し、快眠を導くグラタン。マグネシウムの吸収をよくするビタミンDを多く含むきのこに、トリプトファンを多く含む鶏むね肉を合わせます。

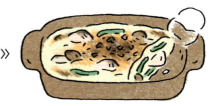

> 症状

もの忘れ

年を重ねるごとに脳も老化し、だんだんものを覚えづらく、忘れやすくなっていきます。自然な老化現象ではありますが、少しでも脳の若さを保てるよう、脳内神経伝達物質にかかわる成分を意識的にとっていきましょう。

たけのこ
→ 選び方・扱い方はp.22

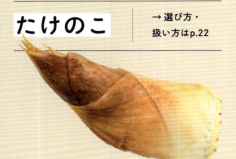

たけのこに含まれる「チロシン」というアミノ酸は、脳内で分泌される「アドレナリン」と「ドーパミン」の材料になります。アドレナリンもドーパミンも記憶力に深く関わる物質なので、その材料となるチロシンはもの忘れの予防、改善に役立つ成分と言っていいでしょう。チロシンはたけのこのほか、鶏肉や魚介類にも豊富に含まれています。

そら豆
→ 選び方・扱い方はp.36

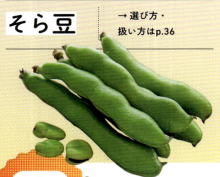

そら豆に含まれている「レシチン」は体内で「アセチルコリン」という脳内神経伝達物質に変わります。新しいインプットはまず脳の「海馬」に入り、アセチルコリンの助けで短期記憶や長期記憶に変換されます。そのアセチルコリンの材料となるレシチンは記憶と学習に役立つ物質と言え、ビタミンCと一緒にとると吸収がよくなります。

アタマ活性化！

おいしくて体にいい野菜料理

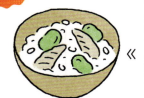

たけのことそら豆の炊き込みごはん

これ一品でチロシンとレシチンを補給し、アドレナリン、ドーパミン、アセチルコリンの分泌を促進できる"脳活性化ごはん"。鶏肉も加えればチロシンの増強に、またほうれん草やモロヘイヤなどビタミンCに富む野菜を副菜とすれば、レシチンの吸収率アップを図れます。

あとがきにかえて
健康づくりは少しの「意識の変化」から

　昨今、日本人に不足しがちな栄養素は主に「カルシウム」「食物繊維」「鉄」「ビタミンA」「カリウム」と言われています。最近では日本人の98％が「ビタミンD不足」に該当、特に植物から摂取するビタミンDがゼロに等しいとの研究結果が出ています。また、3大栄養素（たんぱく質・脂質・糖質）はとっていてもビタミン・ミネラルが極端に不足しており、なんと「8割の子どもが新型栄養失調」との研究データもあります。

　これらの原因の1つと考えられるのが「野菜の摂取不足」です。

　みなさんの日ごろの食事内容を振り返っても、「ごはんに肉がのっているだけの弁当」や「おにぎり2個だけ」など、ほとんど野菜を食べていない、なんてことはありませんか？　だからといって「いざ野菜をとろうと思っても、どんな野菜がいいのか、どう食べたらいいのか、わからない」——そんな声をよく耳にします。

　食は毎日のことであり、健康づくりは日々の少しの「意識の変化」から始まります。本書を通じて「しん｜野菜を育むプロ」さんが教える野菜の旬・栄養素・選び方・処理法・保存法・食べ方、さらには症状ごとに意識的にとりたい野菜を理解し、「今日も野菜を食べよう」という意識が普通になれば、自然と栄養不足も解消されていくでしょう。

　また、野菜を無駄なく食べることは経済的合理性にも適っていますから、野菜の価格高騰など家計上の頭痛のタネも軽減されるはずです。

　野菜をより多く、おいしく食べるための知識は決して古くなりません。

　本書で身に付けた一生ものの知識が、みなさんの今後の健康と美の支えとなることを心から願っています。

東京慈恵会医科大学附属病院栄養部　濱 裕宣

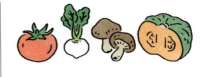

しん｜野菜を育むプロ（高橋伸悟）

1977年生まれ。(有)高橋農園常務取締役。群馬県前橋市にて従業員約80名、ビニールハウス470棟にてほうれん草やチンゲンサイなどを周年栽培しながらフォロワー数26万超えのX（旧Twitter）を運営し、野菜と農業の魅力について配信中。衰退する日本の農業を元気にし、農業を通じて幸せになる人を増やすのが夢。

(有)高橋農園→https://www.the-yasai.com
X（しん｜野菜を育むプロ）→https://x.com/sinyasai

監修
東京慈恵会医科大学附属病院栄養部
濱　裕宣（はま・ひろのぶ）

東京慈恵会医科大学附属病院栄養部部長。監修書に『完全版　その調理、9割の栄養捨ててます！』(世界文化社)、『慈恵大学病院のおいしい大麦レシピ』(出版文化社) など多数の健康レシピ本にかかわる。給食栄養管理と臨床栄養管理をバランスよく機能させ、患者の立場に立った食生活の向上指導にあたる。

農家が教えたい世界一使える野菜の教科書
おいしくて体にいい選び方＆食べ方

2024年12月12日　初版発行

著者	しん｜野菜を育むプロ
監修	東京慈恵会医科大学附属病院栄養部
発行者	山下直久
発行	株式会社KADOKAWA
	〒102-8177
	東京都千代田区富士見2-13-3
	電話0570-002-301（ナビダイヤル）
印刷所	TOPPANクロレ株式会社
製本所	TOPPANクロレ株式会社

本書の無断複製（コピー、スキャン、デジタル化等）並びに無断複製物の譲渡および配信は、著作権法上での例外を除き禁じられています。また、本書を代行業者等の第三者に依頼して複製する行為は、たとえ個人や家庭内での利用であっても一切認められておりません。

●お問い合わせ
https://www.kadokawa.co.jp/（「お問い合わせ」へお進みください）
※内容によっては、お答えできない場合があります。
※サポートは日本国内のみとさせていただきます。
※ Japanese text only

定価はカバーに表示してあります。

©Shingo Takahashi 2024　Printed in Japan
ISBN 978-4-04-607068-5　C0077

写真（著者）… 島本絵梨佳
イラスト … 鈴木衣津子
アートディレクション … 細山田光宣
デザイン … 鎌内文、南彩乃、室田潤、橋本葵
　　　　　（細山田デザイン事務所）
　　　　　横村葵
校正 … パーソルメディアスイッチ
編集 … 福島結実子（アイ・ティ・コム）
編集担当 … 小川和久（KADOKAWA）